ALTÉRATIONS

DITES SPONTANÉES

DES MÉDICAMENTS CHIMIQUES

CAUSES ET PHÉNOMÈNES

MOYENS DE CONSERVATION

PAR

FRANÇOIS GAY

PHARMACIEN SUPÉRIEUR, LICENCIÉ ÈS SCIENCES,
PRÉPARATEUR A L'ÉCOLE SUPÉRIEURE DE PHARMACIE DE MONTPELLIER.

PARIS
OCTAVE DOIN, ÉDITEUR
8, PLACE DE L'ODÉON, 8
1884

ALTÉRATIONS DITES SPONTANÉES

DES

MÉDICAMENTS CHIMIQUES

ALTÉRATIONS

DITES SPONTANÉES

DES MÉDICAMENTS CHIMIQUES

CAUSES ET PHÉNOMÈNES

MOYENS DE CONSERVATION

PAR

FRANÇOIS GAY

PHARMACIEN SUPÉRIEUR, LICENCIÉ ÈS SCIENCES,
PRÉPARATEUR A L'ÉCOLE SUPÉRIEURE DE PHARMACIE DE MONTPELLIER.

PARIS
OCTAVE DOIN, ÉDITEUR
8, PLACE DE L'ODÉON, 8
1884

ALTÉRATIONS DITES SPONTANÉES

DES

MÉDICAMENTS CHIMIQUES

CHAPITRE PREMIER.

Agents des Altérations.

Avant d'aborder l'étude des divers phénomènes d'altération, il est bon de jeter un coup d'œil sur les agents qui les provoquent et de déterminer d'une manière générale le mécanisme de leur action. Parmi ces phénomènes, les uns ne sont que les manifestations de l'activité des vibrations éthérées (lumière et chaleur), les autres résultent de la mise en jeu des éléments qui composent le milieu atmosphérique, d'autres enfin sont corrélatifs du développement d'êtres organisés.

§ I. Air ; éléments qui le constituent ; leur mode d'action.

L'air est le principal agent d'un très grand nombre d'altérations. Son action n'avait pas échappé aux anciens ; quelques exemples nous le montreront. La transformation des pyrites cuivreuses au contact de l'air humide est signalée par Dioscoride

tracé par le titre même de notre Mémoire. Nous étudierons successivement les causes des altérations, les effets que ces causes produisent et les moyens de conservation. Notre premier chapitre sera donc consacré à l'étude des agents des altérations et de leur mode d'action. Nous passerons ensuite en revue, dans une série de chapitres, les divers phénomènes d'altérations qui se manifestent spontanément dans les médicaments chimiques, en nous basant sur es nombreuses observations qui ont été faites jusqu'à ce jour et en prenant comme exemple toutes les substances qui intéressent le pharmacien. Enfin le dernier chapitre traitera de la conservation des médicaments chimiques.

INTRODUCTION.

On entend par altérations spontanées celles qui se manifestent sous l'influence de causes naturelles, telles que l'action de l'air et de la lumière. Un grand nombre de ces altérations ont été observées depuis les temps anciens, sans que les causes réelles aient pu le plus souvent en être déterminées. C'est en 1830 seulement que Guibourt[1] songea à réunir dans un chapitre spécial de son *Traité de Pharmacie* les données générales très incomplètes que l'on possédait alors sur les altérations spontanées des médicaments chimiques. Le Canu[2], en 1842, traita la même question avec un peu plus de developpements. Depuis cette époque déjà reculée, nous n'avons à signaler que le Mémoire de M. Chastaing[3] sur l'action que l'air et la lumière exerçent sur les produits chimiques médicamenteux : l'auteur applique à l'étude des altérations des substances chimiques les résultats fournis par des recherches antérieures[4] sur les effets chimiques de la lumière et en déduit une méthode générale de conservation. Nous aurons l'occasion, en divers points de notre travail, de résumer ces recherches.

Un mot sur le plan que nous avons adopté. Ce plan est tout

[1] Pharmacopée raisonnée, tom. II, pag. 648. Paris, 1834.

[2] Cours complet de Pharmacie, tom. II, pag. 590. Paris, 1842.

[3] Action de l'air et de la lumière sur les médicaments chimiques. Paris, 1879.

[4] CHASTAING, *Ann. de Chim. et de Phys.* (5), tom. XI, 1877, et *Thèse de l'École sup. de Pharm.* Paris, 1878.

et par Pline [1]. A l'époque de la Renaissance, Agricola [2] constate que le plomb augmente de poids au contact de l'air humide. Boyle [3], au xviie siècle, montre que la rouille des métaux (vert-de-gris et rouille du fer) est engendrée par des effluves corrosifs de l'air. Il avance que l'air pourrait bien jouer un rôle important dans la formation du nitre. Cette dernière vue est confirmée par Mayow [4]. Enfin Black [5] conclut de ses expériences que l'air atmosphérique contient une petite proportion d'un air fixe (acide carbonique), auquel il attribue la formation de la crème de l'eau de chaux et la neutralisation des alcalis caustiques.

Ces quelques renseignements suffisent pour montrer que l'on avait déjà, avant la fondation de la chimie pneumatique, quelques notions vagues sur la nature de l'air et sur l'influence qu'il peut exercer sur les corps. Les recherches ultérieures ont permis de mieux déterminer l'action des divers éléments qui composent l'atmosphère et de distinguer la part qui leur revient de celle qui revient à la lumière et aux ferments dans les phénomènes d'altération.

On sait que l'air est surtout constitué par un mélange d'oxygène, d'azote, d'acide carbonique et de vapeur d'eau. On y trouve encore, comme éléments accessoires, de l'ammoniaque, de l'azotate et de l'azotite d'ammoniaque, une trace d'un carbure d'hydrogène, de l'iode et un grand nombre de particules solides en suspension (poussières). Ces divers corps y existent dans des proportions très différentes et leur activité est aussi très variable.

L'*azote*, qui est le plus abondant (77 °/₀ en poids), ne paraît être l'agent d'aucune altération.

L'*oxygène*, moins abondant (23 °/₀), est pourtant l'élément le

[1] Dioscoride, Materia medica, V, 87 et 91 ; Pline, Hist. nat., XXXIV, 11.
[2] De ortu et causis subterraneorum, pag. 492, 1657.
[3] Memoirs for a general history of the air, tom. III, pag. 29.
[4] Tractatus quinque medico-physici, etc. Oxonii, 1674.
[5] Lectures on the elements of chemistry. Edinburgh, 1803.

plus actif. Son action s'exerce sur un grand nombre de substances. Quelques métalloïdes et métaux ont pour ce corps une affinité assez grande pour se combiner directement avec lui à la température ordinaire. Sauf dans le cas du potassium, le concours de la vapeur d'eau est nécessaire pour que ces combinaisons se produisent; mais l'oxygène, dans les conditions normales de l'atmosphère, est toujours plus ou moins humide.

L'oxygène, agissant sur des corps composés, peut déplacer certains de leurs éléments : mis en contact avec une solution d'hydrogène sulfuré, il se combine à l'hydrogène pour former de l'eau et met le soufre en liberté. Enfin il peut s'ajouter aux corps déjà oxydés et fournir des produits plus riches en oxygène: c'est ainsi que les sels ferreux ont une tendance à passer à l'état de sels ferriques.

Ces deux phénomènes, substitution et addition, peuvent d'ailleurs se combiner et donner lieu à des réactions complexes ; nous aurons l'occasion d'en signaler quelques-unes.

En présence des matières organiques, l'oxygène peut agir de quatre manières différentes : 1° il enlève de l'hydrogène à ces substances : $C^4H^4 (H^2O^2) + O^2 = H^2O^2 + C^4H^4(O^2)$; 2° il se substitue à l'hydrogène : $C^4H^4 (H^2O^2) + 2O^2 = H^2O^2 + C^4H^4O^4$; 3° il s'ajoute à la substance : l'aldéhyde benzylique se transforme en acide benzoïque : $C^{14}H^6O^2 + O^2 = C^{14}H^6O^4$; 4° il simplifie la molécule organique en lui enlevant, soit du carbone, soit à la fois du carbone et de l'hydrogène ; l'éther, au contact de l'air, se dédouble en alcool et acide acétique : $C^4H^4(C^4H^6O^2) + O^4 = C^4H^4O^4 + C^4H^6O^2$.

Dans tous ces cas, l'action de l'oxygène est augmentée par le concours de la vapeur d'eau et d'agents physiques tels que la chaleur et la lumière. Dans certaines circonstances même, le concours de ces agents est nécessaire ; nous reviendrons plus loin sur leur rôle.

L'*ozone* serait sans doute une des causes d'altérations le plus energiques si sa diffusion dans l'atmosphère était plus grande. On sait qu'il peut décomposer l'iodure de potassium et mettre en liberté l'iode, tandis que l'oxygène ne produit aucun effet sur ce corps.

L'*eau*, dont les effets se font d'autant mieux sentir que la température est moins élevée, se combine spontanément avec les anhydrides et les ramène à l'état d'hydrates ; mais elle peut amener aussi des dédoublements : le sulfovinate de soude, au contact de l'air humide, se décompose en bisulfate de soude et alcool. Signalons aussi son influence sur les corps hygrométriques : les sels déliquescents perdent leur forme cristalline, se dissolvent dans l'eau qu'ils ont condensée ; certains liquides, comme la glycérine, se diluent peu à peu.

L'*acide carbonique* n'existe dans l'air qu'en proportions presque infinitésimales, 4-6/10000 en poids. Son influence comme cause d'altérations n'en est pas moins manifeste. Il se combine directement avec les bases alcalines et terreuses, qu'il transforme en carbonates ou même en hydrocarbonates. Il peut se substituer dans certains sels à l'élément électro-négatif si celui-ci est volatil ou si l'acide carbonique forme avec la base un composé plus stable ou un composé insoluble : l'acétate de plomb perd peu à peu une portion de son acide acétique et se transforme partiellement en carbonate de plomb plus stable ; les solutions de sels de plomb basiques donnent un précipité de carbonate de plomb lorsqu'elles sont exposées au contact de l'air. Cette action décomposante de l'acide carbonique exige le plus souvent le concours de l'eau en vapeurs ou liquide.

L'*ammoniaque*, les *sels ammoniacaux* et l'*iode* ne paraissent avoir aucune influence sur les altérations, en raison même de la faible quantité de ces corps.

On ne peut en dire autant des *poussières* [1]. Nous nous occupe-

[1] Voir F.-A. Pouchet, Aéroscopie. Les corpuscules et miasmes de l'air. Rouen, 1870 ; G. Tissandier, Les poussières de l'air. Paris, 1877.

rons, dans un paragraphe spécial, des poussières organisées, à cause de leur nature propre et de leur importance. Les poussières inanimées sont de nature organique ou minérale.

Les poussières organiques sont formées de débris de tissus végétaux ou animaux.

Si elles viennent à tomber sur des substances avides d'eau, celles-ci les décomposent en leur enlevant les éléments de l'eau qu'elles renferment, les charbonnent. C'est à ce phénomène qu'il faut attribuer la coloration brune que prend peu à peu l'acide sulfurique concentré, exposé à l'air. Dans d'autres cas, elles peuvent combiner leur action à celle de la lumière et, en s'oxydant elles-mêmes, amener la réduction de sels oxygénés : le nitrate d'argent noircit lorsqu'on l'expose à l'air et à la lumière ; à la lumière seule et à l'abri des poussières, il se conserve sans altération.

Les poussières minérales ont une constitution des plus variées : produites par l'usure des roches, elles sont formées de tous les éléments qui composent ces dernières (calcaire, argile, sels magnésiens et sodiques, silice, etc.) ; on y a trouvé aussi une assez grande quantité de corpuscules ferrugineux souvent d'origine météorique (Tissandier). La nature des altérations qu'elles peuvent produire est des plus variées, puisqu'elle dépend de la constitution si variée elle-même des poussières et du liquide sur lequel elles se déposent. Ajoutons que les corps solides ne peuvent être influencés par elles que s'ils sont humides.

§ II. Ferments ; leur mode d'action.

La fermentation et la putréfaction sont des phénomènes connus de toute antiquité, au moins dans leurs principales manifestations. Mais les causes en étaient absolument ignorées : considérées en général comme spontanées, on savait pourtant que certaines fermentations ne se produisaient qu'en présence de ferments particuliers (fermentation du pain, de la bière). Les premières idées nettes sur la nature des ferments n'apparurent que très tard.

Leuwenhoek constata, en 1680, la forme des globules de la levûre de bière et admit leur nature végétale. Les recherches ultérieures d'Astier, de Kieser, de Desmazières, firent mieux connaître le ferment de la bière : Cagniard de Latour décrivit son mode de multiplication par bourgeonnement [1].

Kützing [2] appela à son tour l'attention sur les autres organismes qui naissent dans les liquides fermentés et constata toujours leur nature végétale. Mais c'est à Turpin [3] qu'il était réservé d'affirmer qu'il existe une corrélation entre le développement du ferment et la fermentation.

Cette idée, confirmée, pour la fermentation alcoolique seule, par M. Bouchardat [4], fut niée par Liebig, Gerhardt, M. Berthelot [5], M. Robin [6] et d'autres : ces auteurs aimaient mieux voir dans l'acte de la fermentation deux phénomènes concomitants, sans qu'il y eût entre eux une relation nécessaire de cause à effet, et bien que les expériences de Schwan, de Schrœder et Dusch [7] eussent apporté un nouvel appui aux idées de Turpin. Mais les remarquables travaux de M. Pasteur, commencés vers 1856, apportèrent la lumière dans une question aussi controversée, en même temps qu'ils ouvrirent la voie à des recherches nouvelles. Le nombre des fermentations connues et celui des végétaux susceptibles de les produire s'accrurent considérablement. Mais nous n'avons pas à faire ici l'histoire de toutes les fermentations ;

[1] Astier, *Annales de Chimie*, tom. LXXXVII, pag. 271, 1813 ; Kieser, *Schweigger's Journ.*, tom. XII, pag. 229, 1814 ; Desmazières, *Ann. Sc. nat.*, 1825 Cagniard de Latour, *Ann. de Chim. et de Phys.* (2), tom. LXXVIII, 1835.

[2] *Journ. für prakt. Chem.*, Bd. III, 1838.

[3] *Mémoires de l'Acad. des Sc.*, 20 août 1838.

[4] *Compt. rend.*, tom. XVIII et XIX, 1844.

[5] *Compt. rend.*, tom. XLIV, 1847.

[6] *Thèse pour l'agrégation*. Paris, 1847.

[7] *Ann. der Chem. und Pharm.*, tom. LXXIX, pag. 545.

nous nous occuperons surtout des ferments qui peuvent altérer dans des conditions variées les produits que la chimie fournit à la matière médicale.

Les végétaux, agents des fermentations, ne sont pas seulement des Levûres et des Bactéries, ainsi qu'on l'avait constaté d'abord; les travaux de MM. Pasteur, Van Tieghem, Fitz, Hofmann, ont montré que des champignons de divers groupes, et en particulier ceux qui constituent les moisissures vulgaires, peuvent aussi jouer le rôle de ferments.

Depuis longtemps déjà l'on avait observé que dans les solutions de substances organiques ou même de corps minéraux il peut apparaître des amas muqueux de filaments ramifiés. En 1832, Biasoletto[1] appela l'attention sur quelques-unes de ces productions, et Kützing[2], de 1837 à 1847, en décrivit un grand nombre. Bory de Saint-Vincent, Brébisson, firent à la même époque quelques observations sur le même sujet. Dans tous les cas, la nature exacte de ces végétations n'était pas connue. Lorsqu'on ne se bornait pas à les désigner du nom de *dépôts mucilagineux*, c'est dans le groupe des Algues qu'on allait chercher leur place. Kützing créa ainsi des genres et des espèces, fit des rapprochements que l'on admit longtemps sans les contrôler et que les observations modernes conduisent à considérer comme erronés.

Il est aujourd'hui facile de rattacher tous ces flocons, tous ces voiles muqueux aux diverses plantes dont ils ne constituent qu'une forme végétative un peu anormale.

Les plantes qui jouent normalement le rôle de ferments ou qui peuvent jouer accidentellement ce rôle appartiennent surtout aux groupes suivants :

[1] Di alcune Alghe microscopiche. Trieste, 1834.

[2] *Journ. für prakt. Chem.* Bd. I, pag. 475, 1854; Bd. III, 1838; Bd. XI, 1847, et Phycologia generalis. Leipzick, 1843.

Champignons.	Oomycètes....	Mucorinées (*Mucor, Thamnidium*).
	Ascomycètes..	Discomycètes (*Saccharomyces*).
		Périsporiacées (*Aspergillus, Sterigmatocystis, Penicillium*).
		Pyrénomycètes (*Chætomium*).
Algues......	Cyanophycées.	Nostocacées (*Beggiatoa, Leuconostoc*).
		Bactériacées (*Micrococcus, Bacterium, Bacillus*).

En étudiant les diverses fermentations qui intéressent plus spécialement le pharmacien, nous aurons l'occasion de signaler des espèces appartenant à la plupart de ces genres. Parmi eux, les genres *Saccharomyces*, *Beggiatoa*, *Leuconostoc*, les diverses formes de Bactériacées, ne sont connues qu'à l'état de ferments ; nous n'avons pas d'ailleurs à faire leur étude morphologique. Au contraire, les plantes appartenant aux familles des Mucorinées, des Périsporiacées et des Pyrénomycètes, dont la vie est essentiellement aérienne et qui constituent les moisissures ordinaires, ne deviennent ferments que par adaptation à des conditions de vie anormales. Aussi voit-on quelquefois dans ces circonstances le thalle de ces végétaux subir de profondes modifications.

Semées à la surface des liquides nutritifs, les moisissures conservent leur aspect normal. Si la spore se développe au sein du liquide fermentescible, la jeune plante conserve sa forme filamenteuse pourvu que le milieu nutritif ait le contact de l'air, mais ne forme généralement pas d'appareil reproducteur. Si enfin ces végétaux sont privés d'oxygène libre, les uns cessent bientôt de vivre, les autres (*Mucor racemosus*, *Penicillium glaucum*, *Aspergillus*, etc.) s'adaptent à ces nouvelles conditions et, bien que leur vie soit languissante, se conduisent comme de vrais ferments, empruntant l'oxygène qui leur est nécessaire aux substances que renferme le liquide où ils vivent. On voit alors le thalle subir des déformations remarquables : les rameaux qui prennent naissance se divisent par des cloisons en articles courts qui s'arrondissent, forment des chapelets et se dissocient aisément. Les cellules ainsi séparées ressemblent aux cellules des *Saccharomyces*, bourgeonnent comme elles, mais ne produisent pas de spores. Si l'asphyxie se prolonge, la mort survient; mais si l'oxygène est rendu, chaque cellule s'allonge en un tube qui reproduit le thalle filamenteux ordinaire[1].

Nous devons nous demander maintenant comment les germes arrivent au contact des liquides fermentescibles, quelle est la nature des altérations que produisent les plantes auxquelles ils donnent naissance, et enfin quel est le mécanisme de l'action des ferments. Les travaux de M. Pasteur, en détruisant l'ancienne idée des générations spontanées, ont répondu il y a longtemps à la première question. Si l'on recueille la poussière qui se dépose à la surface des pierres, des feuilles, etc., et qu'on regarde au microscope cette poussière délayée dans une goutte d'eau, on constate la présence de spores, de cellules de levûres et de bactéries, de tubes mycéliens, etc. Si à l'aide d'un aspirateur on fait passer de l'air dans un tube de verre renfermant un tampon de coton, on trouve celui-ci couvert de poussières de même nature[2]. Les expériences de ce genre, répétées et modifiées par de nombreux expérimentateurs, ont conduit au même résultat. L'air est donc le véhicule des germes des ferments; ceux-ci, tantôt restent en suspension dans l'atmosphère, tantôt se déposent à la surface des objets qui nous entourent; de là, deux origines pour les germes qui peuvent apporter l'infection dans un liquide donné : les uns sont introduits par l'air en contact avec le liquide, les autres proviennent des ustensiles employés, et des matières qui ont servi à faire la solution si c'est sur une solution que l'on expérimente. Mais tous les germes ainsi introduits ne doivent pas nécessairement se développer ; la composi-

[1] Pasteur, *Compt. rend.*, tom. LII, pag. 1260, 1861, et Études sur la bière. Paris, 1876 ; Fitz, *Bull. de la Soc. chim.* de Berlin, H. II, pag. 48, 1873 ; Gayon, *Ann. de Chim. et de Phys.* (5), tom. XIV, 1878.

[2] Pasteur, *Ann. de Chim. et de Phys.* (3), tom. LXIV, pag. 27.

tion du liquide exerce une influence considérable sur la nature des productions qui apparaîtront. On peut dire d'une manière générale qu'une faible acidité nuit au développement des bactéries et favorise au contraire l'apparition des moisissures ; la neutralité ou une faible alcalinité agissent d'un manière précisément inverse [1].

Les effets produits par les divers ferments varient dans une même famille, dans un même genre et aussi dans une même espèce, suivant la nature du milieu nutritif et des conditions dans lesquelles la plante végète. On peut les grouper sous cinq chefs principaux, que nous allons énumérer en prenant chaque fois les exemples les plus caractéristiques.

1. *Fermentation par hydratation.* — Sous l'influence du ferment, les éléments de l'eau s'ajoutent simplement à la matière fermentescible : le *Micrococcus Ureæ*, par exemple, transforme ainsi l'urée en carbonate d'ammoniaque :

$$C^2O^2Az^2H^4 + 2H^2O^2 = C^2O^4\,(AzH^4O)^2.$$

2. *Fermentation par dédoublement.* — La fermentation alcoolique en constitue le type le plus connu ; sous l'influence des *Saccharomyces* ou de quelques moisissures végétant comme ferments, le glucose se dédouble en alcool, glycérine, acide succinique et acide carbonique :

$$C^{12}H^{12}O^{12} = 2C^4H^6O^2 + 4CO^2$$
$$49\,C^{12}H^{12}O^{12} = 12\,C^8H^6O^8 + 72C^6H^8O^6 + 60CO^2.$$

3. *Fermentation par hydratation et dédoublement.* — Le *Saccharomyces Olei* fixe sur les corps gras les éléments de l'eau et les saponifie ; de même, le sucre de canne est interverti par l'action hydratante des levûres ou du *Penicillium glaucum.*

4. *Fermentation par réduction.* — Une partie de la substance

[1] PASTEUR, Études sur la bière, pag. 35. Paris, 1876.

fermentescible s'oxyde complètement et passe à l'état d'acide carbonique et d'eau; l'oxygène nécessaire à cet effet est emprunté à l'autre partie du corps fermentescible, qui tantôt complique, tantôt simplifie sa molécule, mais devient dans tous les cas plus riche en hydrogène et souvent aussi en carbone. Une partie de l'hydrogène peut être mise en liberté. Le phénomène de cet ordre le plus commun est la fermentation butyrique produite par le *Bacillus Amylobacter*; ce végétal décompose les matières ternaires les plus diverses : amidon, dextrine, sucres, glycérine, cellulose en acide butyrique, acide carbonique, hydrogène et autres produits accessoires : $C^{12}H^{12}O^{12} = C^{8}H^{8}O^{4} + 2C^{2}O^{4} + H^{4}$.

5. *Fermentation par oxydation.* — Elles sont toujours produites par des organismes vivant au contact de l'air et fixant l'oxygène de celui-ci sur la matière fermentescible. Souvent l'oxydation progresse jusqu'aux termes ultimes HO et CO^{2} sans termes de passage ; d'autres fois il se forme un composé intermédiaire qui ne subit l'oxydation totale qu'après transformation complète de la substance primitive. C'est ainsi que le *Micrococcus aceti* convertit l'alcool en acide acétique : $C^{4}H^{6}O^{2} + 2O^{2} = C^{4}H^{4}O^{4} + H^{2}O^{2}$, tandis que le *Saccharomyces mycoderma*, végétant dans un liquide alcoolique en présence de l'air, brûle complètement l'alcool : $C^{4}H^{6}O^{2} + 6O^{2} = 2C^{2}O^{4} + 3H^{2}O^{2}$.

Nous avons dit qu'un même ferment peut donner naissance à plusieurs fermentations différentes. Nous allons en donner des exemples. Le *Saccharomyces mycoderma*, que nous venons de citer, se présente d'ordinaire à la surface de tous les liquides alcooliques exposés à l'air sous forme d'une pellicule mince constituant ce qu'on a appelé les *fleurs de vin*. Placé à la surface d'une solution sucrée, il se conduit comme avec l'alcool, absorbant le sucre et le détruisant par une combustion complète. Immergé au sein de la solution, il produit la fermentation alcoolique. Il en est exactement de même avec quelques moisissures, le *Mucor circinelloides*, le *Penicillium glaucum*, par exemple. Ces plantes sont, comme toutes les levûres d'ailleurs, essentiellement aérobies, mais peuvent à l'occasion devenir anaérobies ; au contraire, d'autres moisissures, telles que le *Mucor Mucedo*, sont exclusivement aérobies, et certaines bactéries, comme le *Bacillus Amylobacter*, sont exclusivement anaérobies ; l'oxygène libre les tue.

La corrélation entre la fermentation et le ferment est aujourd'hui bien établie ; mais au sujet du mécanisme de cette corrélation on est réduit encore aux hypothèses. L'idée la plus simple qui se présente consiste à envisager, avec M. Pasteur, la fermentation comme liée à la nutrition du ferment. Le ferment assimilerait la matière fermentescible à la manière d'un aliment et rejetterait les produits de fermentation, véritables produits de dénutrition : la fermentation serait le résultat d'un acte physiologique. On peut admettre aussi, avec M. Berthelot, que le ferment engendre par sa vie une diastase qui agit ensuite chimiquement sur la substance fermentescible. Les phénomènes se passent ainsi dans un certain nombre de cas ; dans les cas d'hydratation suivie de dédoublement, on a pu le plus souvent mettre le ferment soluble en évidence et même l'isoler ; mais, dans ces phénomènes, l'action de la diastase ne constitue qu'une étape préparatoire de la fermentation définitive : elle rend la substance ermentescible assimilable par le ferment.

§ III. — Action des radiations.

La lumière et la chaleur, tantôt possèdent une action propre, tantôt favorisent l'action des autres agents. Nous nous occuperons en premier lieu de la radiation lumineuse.

La première expérience nette sur l'action propre de la lumière est due à Scheele, qui, en 1770, remarqua qu'un papier imprégné de chlorure d'argent noircit plus vite au rayon violet que dans les autres rayons. Ritter et Wollaston constatèrent plus tard l'efficacité des radiations ultra-violettes. On attribua d'abord à l'action de la chaleur qui accompagne la lumière les réactions chimiques observées ; mais les expériences de Gay-Lussac et Thénard, de Seebeck, de Bérard, firent définitivement admettre que la région bleue-violette et ultra-violette est la partie chimiquement la plus active du spectre, tandis que la région rouge est la plus chaude.

Dans un autre ordre d'idées, Petit, Chaptal, Dorthez, constataient l'influence favorable de la lumière sur la production des cristaux [1].

La naissance de la photographie, le développement rapide de cet art, firent observer un grand nombre de faits sans provoquer de nouvelles généralisations. Mais, en 1869, M. Berthelot [2] fit faire à la question un pas important, en établissant les rapports des actions photochimiques avec les phénomènes calorifiques. Il divisa les réactions produites par la lumière en exothermiques et endothermiques : les premières se produisent avec dégagement de chaleur ; elles sont déterminées par la lumière sans que celle-ci y prenne une part active : la combinaison du chlore et de l'hydrogène, la réduction des sels d'argent par les matières organiques, appartiennent à cette catégorie d'effets photochimiques. Les réactions endothermiques s'accompagnent, au contraire, d'une absorption de chaleur ; dans ce cas, la radiation elle-même effectue le travail en se transformant, elle seule est capable de produire l'effet observé : la réduction de l'oxyde mercurique par la lumière seule en est un des exemples les plus évidents.

[1] Voir, pour l'historique de la question : BECQUEREL, La lumière, ses causes, ses effets, tom. I. Paris, 1870.

[2] *Ann. de Chim. et de Phys.* (4), tom. XVIII, 1869, et Mécanique chimique, tom. II, pag. 401.

L'observation de la quantité de chaleur absorbée ou dégagée est un élément indispensable dans l'étude des réactions photochimiques. Nous le prouverons par un exemple.

M. Lemoine[1] a montré que l'acide iodhydrique gazeux, exempt d'air, s'altère peu à peu à la lumière : de l'iode est mis en liberté. Cette décomposition produite par les rayons bleus-violets paraît anormale si on la rapproche de l'action inverse que ces mêmes rayons exercent sur le mélange de chlore et d'hydrogène. Ce fait s'explique en considérant que la combinaison de H et de I se fait avec absorption de 800 calories, tandis que la formation de HCl répond à un dégagement de chaleur.

En même temps, M. Becquerel[2], se basant sur les observations de Herschell, Lerebours, Davy, Draper, MM. Fizeau et Foucault et sur ses expériences propres, put établir le mode d'action spécial à chaque rayon : lorsque la lumière agit sur des sels minéraux, elle amène ordinairement une réduction ; avec les corps organiques, tantôt il n'y a pas d'effet produit, tantôt il y a oxydation, surtout si le corps organique est mêlé à un sel. Ces diverses actions sont dues aux radiations violettes et ultraviolettes. Dans quelques cas particuliers, les rayons rouges et avoisinants ont aussi leur action : celle-ci, tantôt continue, tantôt au contraire détruit l'effet des rayons violets.

M. Chastaing[3] s'efforça à son tour de préciser l'action des rayons rouges ; il montra que leur action continuatrice se manifeste avec les matières organiques, tandis que, avec les corps minéraux, ils possèdent une action propre inverse de celle du violet et capable, non seulement de diminuer l'influence réductrice de celui-ci, mais encore de favoriser l'oxydation des corps minéraux oxydables. Quand la lumière agit sur un mélange de matières

[1] *Ann. de Chim. et de Phys.* (5), tom. XII, 1877.

[2] De la lumière, ses causes, ses effets. Paris, 1870.

[3] *Ann. de Chim. et de Phys.* (5), tom. XI, 1877, et *Thèse de l'École sup. de Pharm.* Paris, 1878.

organiques et de corps minéraux, les deux effets se superposent : le corps minéral est réduit, et l'oxygène, mis en liberté, oxyde le corps organique. Ajoutons enfin que les composés haloïdes peu stables se conduisent comme les composés oxygénés réductibles : là où ceux-ci perdent de l'oxygène, eux perdent leur élément électro-négatif.

La généralité de cette théorie a été contestée par M. H. Vogel[1]. Elle paraît en effet en désaccord avec la manière dont se comportent les substances colorées ; celles-ci, d'après les expériences de Hunt et de Herschell, sont oxydées et décolorées par les rayons complémentaires de leur couleur (iodure d'amidon) ; il en résulte que les matières colorantes bleues ou violettes ne sont pas influencées par les rayons de même couleur. Mais cette contradiction n'est qu'apparente ; pour qu'un rayon agisse, il faut qu'il soit absorbé. Or, les rayons bleus ou violets, étant diffusés par la substance, ne peuvent agir sur elle.

Il est encore quelques phénomènes que la théorie de M. Chastaing n'explique pas : la coloration de la résine de gayac, la décomposition de l'acide carbonique par la chlorophylle, sont de ce nombre ; mais la nature intime de ces phénomènes est loin d'être entièrement connue.

Des faits et des théories que nous venons d'exposer, il importe surtout de retenir que la lumière, agissant sur les corps composés, tantôt effectue leur dédoublement, tantôt favorise leur oxydation. L'oxyde mercurique perd de l'oxygène, le chlorure d'argent perd du chlore ; la dissociation peut être complète ; elle est nulle dans l'obscurité et, suivant M. Chastaing, dans la moitié jaune-rouge du spectre. Le sulfate ferreux, qui s'oxyde déjà dans l'obscurité, voit son oxydation s'accroître lorsqu'on l'expose à la lumière, et, d'après M. Chastaing, atteindre son maximum dans le rouge, tandis que le violet produit le même effet que l'ob-

[1] *Berichte der deutsch. Chem. Gesellsch.*, tom. X, pag. 1638, 1877.

scurité. Au contraire, l'essence de térébenthine, dont l'oxydation est d'ailleurs minima dans l'obscurité, s'altère d'autant plus vite qu'elle est placée dans des rayons plus réfrangibles. Enfin la lumière favorise l'action réciproque qu'exercent les unes sur les autres les matières minérales et organiques.

A côté de ces phénomènes de dédoublement et d'oxydation, la lumière peut produire des changements, non plus de la constitution chimique, mais de la structure moléculaire des corps : nous citerons la transformation allotropique du phosphore ordinaire en phosphore rouge, celle de la quinine en son isomère la quinicine ; quelquefois ces changements sont moins profonds et n'affectent que la couleur des corps, leurs aspect physique, etc. Tous ces effets atteignent leur maximum dans la région violette.

Signalons enfin les phénomènes de combinaison (chlore et hydrogène) que la lumière est capable de produire, mais dont nous n'aurons pas à signaler beaucoup d'exemples dans l'étude des altérations spontanées des médicaments.

Nous avons énuméré les principales actions photo-chimiques ; il nous resterait à déterminer le mécanisme suivant lequel elles s'accomplissent. Mais on est réduit sur ce point à des hypothèses. Le seul fait positif qui se dégage des connaissances actuelles, c'est l'absorption de l'énergie radiante par le milieu pondérable et sa transformation en énergie chimique potentielle, qui, devenant tôt ou tard actuelle, se manifeste par les phénomènes que nous avons observés.

La *chaleur*, dont l'action peut être considérable dans les conditions artificielles d'expérimentation, produit des effets relativement peu énergiques dans les limites où elle varie au sein de l'atmosphère.

Elle est l'agent direct des phénomènes de vaporisation, car on sait que l'accroissement de la température augmente la force élastique des vapeurs et favorise, par suite, leur émission. C'est encore d'elle que dépend l'appauvrissement progressif des dissolutions de gaz. Mais son influence sur la force élastique des gaz et des vapeurs peut être la cause de modifications bien plus importantes. L'élévation de la température augmente en effet l'énergie des dissociations spontanées qui se produisent chez les corps dans la constitution desquels entrent des substances gazeuses ou volatiles à la température ordinaire (carbonate d'ammoniaque). L'efflorescence des sels hydratés n'est qu'un cas particulier du phénomène de la dissociation. Dans une atmosphère illimitée, un sel s'effleurit lorsque la tension de sa vapeur est supérieure à celle de la vapeur d'eau atmosphérique à la température de l'expérience ; cette dernière condition est normale pour un corps composé d'éléments volatils. Mais l'efflorescence et la dissociation ne se manifestent pas seulement dans les sels conservés à l'air libre ; dans une atmosphère limitée, la quantité du sel qui se dissociera dépendra, non seulement de la température, mais aussi de la capacité de l'espace dans lequel se répand la vapeur ou le gaz.

La chaleur enfin favorise l'action des autres agents d'altération. L'absorption d'oxygène et celle de gaz carbonique, l'action de la lumière, le développement des ferments, se manifestent d'autant mieux que la température est plus élevée. Seules, les altérations qui ont pour cause l'action de la vapeur d'eau atmosphérique (déliquescence, hydratation), sont diminuées par l'accroissement de la température ; l'eau agit d'autant mieux dans ce cas qu'elle est plus rapprochée de son point de condensation.

CHAPITRE II.

Changements d'état physique.

Nous étudions en premier lieu un groupe d'altérations qui modifient, non pas la constitution même des corps, mais leur aspect physique seul. Ces altérations sont sous la dépendance étroite de la température et des changements que ses variations amènent dans la force élastique des vapeurs. Elles consistent, tantôt dans la vaporisation d'un liquide médicamenteux, tantôt dans la perte de l'état cristallin par efflorescence ou par déliquescence.

§ I. Évaporation.

L'évaporation modifie l'état physique des corps et entraîne une perte de substance. Nous avons vu, dans le chapitre précédent, quelle influence prépondérante la température exerce sur ce phénomène ; d'autres conditions encore le favorisent : l'espace dans lequel se répand la vapeur est d'autant moins vite saturé qu'il est plus grand, que son atmosphère est plus souvent renouvelée; la quantité de vapeur émise est en rapport avec l'étendue de la surface d'évaporation.

Les corps le plus sujets à se vaporiser sont :

1° Les dissolutions de gaz : l'*ammoniaque liquide*, les *eaux gazeuses*, perdent peu à peu le gaz qu'elles renferment ; l'*acide chlorhydrique* perd aussi une partie du gaz qu'il tient en dissolution, mais cette perte s'arrête lorsque le liquide arrive à posséder une densité de 1,10; ce qui reste ne présente plus une simple solution, mais un véritable hydrate bouillant et distillant à 110° sans se décomposer (Bineau) ;

2° Beaucoup de corps liquides : *sulfure de carbone*, *mercure* ; beaucoup d'*alcools*, d'*éthers*, d'*acides*, d'*hydrocarbures*, etc.; on peut dire d'une manière générale que les corps carbonés d'une même série sont d'autant plus volatils qu'ils sont moins riches en carbone ;

3° Quelques corps solides : *camphre, cantharidine*, *iode* (phénomènes de sublimation).

§ II. Efflorescence.

Le phénomène d'efflorescence mérite d'être pris en considération par le pharmacien, surtout lorsqu'il s'agit de corps jouissant de propriétés énergiques ; sous un même poids, en effet, ceux ci contiennent une proportion de matière active d'autant plus grande qu'ils ont perdu plus d'eau de cristallisation. Les corps entièrement effleuris sont réduits en poussière ; mais il peut arriver que l'efflorescence n'atteigne que la surface des cristaux, qui se recouvrent d'une poussière blanche et perdent leur transparence.

Les corps efflorescents qu'il importe le plus de signaler sont les suivants :

Carbonate de soude $CO^3Na + 10HO$: il perd peu à peu 9HO et donne un sel pulvérulent renfermant $CO^3Na + HO$.

Sulfate de soude $SO^4Na + 10\,HO$.

Sulfite de soude $SO^3Na + 6HO$.

Hyposulfite de soude $S^2O^3Na + 5HO$.

Borax prismatique $Bo^2O^7Na + 10HO$.

Phosphate de soude $PhO^8Na^2H + 24HO$.

Iodure de sodium, cristallisé en tables, $INa + 2HO$.

Citrate de soude $C^{12}H^5Na^3O^{14} + 22HO$.

Benzoate de soude $C^{14}H^5NaO^4 + HO$.

Tartrate de potasse et de soude $C^8H^4KNaO^{12} + 8HO$.

Alun de potasse $SO^4K, (SO^3)^3Al^2O^3 + 24HO$.

Sulfate de magnésie $SO^4Mg + 7HO$: pur, il s'effleurit ; le sel du commerce ne s'effleurit pas généralement, parce qu'il contient un peu de chlorure de magnésium, qui est déliquescent.

Acétate neutre de plomb $C^4H^3Pb O^4 + 3HO$.

Sel alembroth $Hg Cl, AzH^4Cl + HO$.

Sulfate de cuivre $SO^4Cu + 5HO$: efflorescent à la surface seulement, il se recouvre d'une poudre blanche ; dans une atmosphère desséchée, il s'effleurit complètement,

Sulfate ferreux $SO^4Fe + 7HO$.

Émétique $C^8H^4 (SbO^2) K O^{12} + HO$.

Sulfate basique de quinine officinal $(C^{40}H^{24}Az^2O^4)^2, S^2O^8H^2 + 7H^2O^2$.

Ferrocyanate de quinine $C^{40}H^{24}Az^2O^4, (CyH)^4 (CyFe)^2 + 4HO$.

Acide oxalique $C^4H^2O^8 + 4HO$.

Ces divers corps s'effleurissent dans les conditions ordinaires de sécheresse de l'atmosphère ; mais il en est quelques-uns chez lesquels, la tension de la vapeur d'eau de cristallisation étant très faible, le phénomène d'efflorescence ne se manifeste que dans une atmosphère desséchée, et qui, au contraire, s'hydratent pour peu que l'air soit humide ; on peut citer parmi eux :

Sulfovinate de soude $C^4H^4(S^2O^6. HO. NaO) + 2HO$.

Arséniate de soude $AsO^8Na^2H + 14HO$: il perd 10HO, c'est-à-dire 28,8 0/0 d'eau, et donne une poudre blanche contenant 4HO ou 16,2 0/0 d'eau.

Acétate de soude $C^4H^3NaO^4 + 3H^2O^2$: il perd 3HO.

§ III. DÉLIQUESCENCE.

La déliquescence, phénomène inverse de l'efflorescence, se manifeste, non seulement chez un certain nombre de corps cristallisés, mais encore chez certains liquides. Nous distinguerons d'ailleurs le cas où l'absorption d'eau n'entraîne qu'une modification de l'état physique des corps en opérant leur dissolution, des cas où l'eau atmosphérique entre en combinaison de manière à donner naissance à des produits nouveaux ; ce dernier phénomène sera étudié plus loin.

La déliquescence est une cause d'inconvénients assez graves : les sels perdent l'état physique sous lequel on les dose habituellement et renferment d'ailleurs, pour un même poids, moins de matière active. Les acides concentrés et les corps tels que la glycérine, la nicotine, se diluent peu à peu en perdant de leur énergie.

Les sels déliquescents sont assez nombreux ; nous citerons :

Carbonate de potasse,

Sulfite de potasse,

Hyposulfite de potasse,

Hypophosphite de potasse,

Iodure de potassium,

Acétate de potasse,

Nitrate de soude,

Borax octaédrique,

Iodure de sodium en petits cristaux,

Sulfure de sodium cristallisé,

Acétate de soude fondu : il absorbe 7HO et forme un liquide mobile,

Iodure d'ammonium,

Chlorure de calcium,

Chlorure de zinc,

Chlorure d'antimoine,

Perchlorure de fer anhydre,

Chlorure d'or,

Sulfate d'alumine,

Sulfate basique de quinine anhydre,

Chlorhydrate de triméthylamine.

L'*azotate de potasse* est inaltérable à l'air libre, mais dans une atmosphère confinée humide il absorbe beaucoup d'eau (Mulder). Il paraît en être de même pour la plupart des sels solubles dans l'eau : suivant la remarque de Le Canu, ils s'humectent dès qu'on les place au dessus d'un vase plein d'eau recouvert d'une cloche. Nous devons toutefois faire remarquer que ce ne sont pas là les conditions ordinaires dans lesquelles on les conserve.

Quelques corps liquides ont une grande affinité pour l'eau et se diluent peu à peu lorsqu'on les expose à l'air :

Acide sulfurique,

Acide acétique cristallisable,

Acide lactique sirupeux,

Glycérine,

Nicotine : elle absorbe jusqu'à 177 °/₀ d'eau.

Quelques substances deviennent déliquescentes lorsqu'elles sont souillées de certaines impuretés :

Acide tartrique souillé d'acide sulfurique par suite de son mode de préparation ;

Phénol : pur, il n'absorbe pas l'humidité et se conserve sans altération ; mais il devient déliquescent s'il contient un peu d'eau (Moss) ou s'il est souillé par une petite quantité de crésol (Lowe).

Enfin, nous avons vu que le *sulfovinate de soude* et l'*arséniate de soude*, efflorescents dans une atmosphère sèche, sont plus ou moins déliquescents dans l'air humide ; de même l'*acétate de soude* cristallisé, privé de ses 3HO de cristallisation dans un air sec, les reprend dans l'air humide.

CHAPITRE III.

Changements moléculaires.

Les changements moléculaires que nous allons passer en revue peuvent se produire sous l'influence seule de la lumière. Ils peuvent se réduire à des modifications de l'aspect physique des corps sans que la structure de leur molécule soit altérée (changements de forme, de couleur), mais ils peuvent aussi amener des transformations plus profondes qui atteignent même les propriétés chimiques et paraissent dans tous les cas modifier la molécule tout en lui conservant sa constitution élémentaire primitive (allotropie, isomérie).

§ I. Modification des caractères physiques.

Une solution concentrée de sucre interverti reste indéfiniment intacte dans l'obscurité. Mais, dès qu'elle est soumise à l'influence de la lumière, même de la lumière diffuse, le glucose cristallise. Le miel se comporte de la même manière (Scheibler) [1].

Des flacons renfermant une solution de camphre présentent des cristallisations sur la face exposée à la lumière (Dorthez).

Les phénomènes de coloration ne sont pas moins remarquables.

L'*érythrocentaurine*, principe cristallisable neutre retiré par M. Méhu [2] de l'*Erythræa centaurium*, présente les particularités

[1] *Polytechn. Journ.*, tom. CLXIX, pag. 379, 1863. L'auteur voit dans ce phénomène la raison pour laquelle les abeilles travaillent dans l'obscurité et obturent les regards en verre que l'on adapte aux ruches.

[2] *Thèse de l'École sup. de Pharm.* Paris, 1862.

les plus intéressantes. Ses cristaux, exposés à la lumière directe du soleil ou à une lumière diffuse un peu vive, passent rapidement à l'orangé, puis au rose et enfin au rouge vif, sans qu'aucun autre agent vienne influencer le phénomène. Les cristaux ne sont du reste pas modifiés dans leur forme, pas plus que dans leurs propriétés chimiques. Ils se dissolvent toujours dans l'éther et le chloroforme, et la solution est incolore ; ces véhicules, évaporés, laissent déposer des cristaux incolores. La couleur disparaît très lentement dans l'obscurité, mais une température de 130° la détruit immédiatement. Les rayons les plus réfrangibles sont d'ailleurs les seuls capables de produire le phénomène.

La *santonine* subit des modifications analogues. Berzelius [1] constata le premier qu'elle prend sous l'influence de la lumière une coloration jaune, et que l'eau, l'alcool ou l'éther n'empêchent pas le phénomène de se produire. On remarqua plus tard que la chaleur n'avait aucune action [2], et que la coloration apparaissait même dans une atmosphère d'hydrogène [3]. Sestini [4] admit qu'il se formait un produit spécial, qu'il appela *photosantonine*, un peu d'acide formique et de matière résineuse. M. Méhu [5] a reconnu que la santonine jaune se comporte avec les dissolvants comme la santonine normale : elle leur communique sa coloration ; mais celle-ci disparaît rapidement dans l'obscurité et surtout à la lumière. Les radiations les plus réfrangibles sont les seules actives dans la production de ce phénomène.

Ces diverses altérations ne sont pas très redoutables puisqu'elles ne modifient que l'aspect physique des corps ; il était bon cependant de les signaler.

[1] Traité de Chimie, 1849, tom. V, pag. 495.

[2] ZANTEDESCHI et BORLETTINO, *Wien. Academ. Ber.*, juillet 1856.

[3] HELDT, *Ann. der Chem. und Pharm.*, tom. LXIII, pag. 10.

[4] *Bull. de la Soc. chim.*, tom. II, pag. 12 ; tom. III, pag. 271 ; tom. V, pag. 202. 1864-67.

[5] *Thèse de la Faculté de Médecine.* Paris, 1865.

§ II. Allotropie et isomérie.

La production de changements allotropiques est assez rare dans les conditions ordinaires de conservation des substances médicamenteuses. Nous n'avons que la transformation du phosphore à signaler.

Le *phosphore ordinaire* soumis à l'action d'une température élevée, à l'abri de l'air, se transforme en une matière rouge que l'on considéra au début comme un oxyde, bien qu'on eût constaté qu'elle prenait naissance dans le vide ou les gaz inertes (Bœckmann, Vogel) ; Kopp[1] reconnut sa véritable nature. La même transformation s'opère sous l'influence de la lumière : les rayons violets et ultra-violets sont les plus efficaces pour la produire (Lallemand[2]); une température élevée lui est favorable, tandis qu'une très basse température l'arrête complètement (M. Baudrimont). Cette transformation atteint d'ailleurs le phosphore dissous, et c'est à ce titre qu'elle intéresse le pharmacien. L'*huile phosphorée* du Codex se colore en effet très rapidement en rouge sous l'action de la lumière.

Les rayons violets et ultra-violets transforment d'une manière analogue le soufre dissous dans le sulfure de carbone ; du côté où frappe la lumière, il se dépose du soufre insoluble.

Les modifications isomériques apportées à la constitution moléculaire des corps organiques par les agents naturels ont été surtout constatées chez les alcaloïdes, et en particulier sur la *quinine*.

Herschell et Stokes constatèrent les premiers la fluorescence des solutions de *sulfate de quinine*. Mais Geiger et M. Broughton[3]

[1] *Compt. rend.*, tom. XVIII, pag. 871, 1844.

[2] *Ann. de Chim. et de Phys.*, tom. LXXXV, pag. 225.

[3] First Report of the government quinologist at the cinchoma plantation, 1867.

reconnurent qu'il y avait transformation du sel sous l'influence lumineuse : le sulfate avait perdu la propriété de cristalliser. M. Pasteur [1] reconnut que le phénomène consistait en un changement isomérique de la quinine lævogyre en quinicine dextrogyre, avec formation d'une petite quantité de matière colorante.

Ce changement est amené uniquement par les rayons qui produisent la fluorescence (de F en T) ; l'effet peut être au début très considérable : pendant l'été, en deux mois, le tiers de la quinine est transformé, mais il se ralentit avec le temps, et finit même par s'arrêter. Les variations ordinaires de la température atmosphérique n'ont aucune influence sur le phénomène (M. Chastaing [2]). Rappelons, en passant, que les mêmes modifications se produisent dans les écorces de quinquina exposées à la lumière. Ce fait, constaté d'abord par M. Van Gorkom [3], a été démontré analytiquement par M. Carles [4]. Mais M. Hesse [5] a prouvé plus tard que cette transformation de la quinine en alcaloïdes amorphes n'est pas aussi active qu'on l'avait cru d'abord.

La *quinine* est aussi modifiée par la lumière. M. Flückiger a d'abord reconnu que cet alcaloïde solide est rapidement détruit par l'action directe de cet agent. De même, une solution aqueuse de quinine exposée quelques heures au soleil, devient brunâtre et se trouble peu à peu ; il se dépose des flocons bruns qui, desséchés, ont un poids presque égal à celui de la quinine dissoute. Cette substance a reçu de M. Flückiger le nom de *quinirétine*. La quinirétine a la même composition atomique que la quinine, mais ses propriétés chimiques et son aspect sont changés. Insoluble dans l'alcool et l'éther, elle n'offre pas en outre de réaction

[1] *Compt. rend.*, tom. XXXVIII, pag. 110.

[2] *Ann. de Chim. et de Phys.* (5), tom. XI, pag. 145, 1877, et *Thèse de l'École sup. de Pharmacie.* Paris, 1874, pag. 55.

[3] Sec. *Journ. de Pharm et de Chim.*, 1863.

[4] *Thèse de l'École sup. de Pharm.* Paris, 1871.

[5] Sec. Chastaing, Action de l'air et de la lumière, pag. 62. Paris, 1879.

alcaline. Ses réactions la distinguent aussi de la quinicine et de la quinidine [1].

D'autres alcaloïdes subissent des modifications analogues, et M. Flückiger a constaté que l'altération est en général d'autant plus énergique que la substance est plus soluble. La *morphine* et surtout la *codéine*, la *strychnine* et surtout la *brucine*, sont colorées par la lumière ; mais on ne connaît pas bien les produits de leur transformation.

[1] Flückiger, *Pharmac. Journ.*, mai 1878.

CHAPITRE IV.

Dédoublements.

Les phénomènes de dédoublement que nous allons passer en revue reconnaissent plusieurs causes : les uns sont sous la dépendance unique de la température et consistent dans la dissociation spontanée de combinaisons renfermant des substances volatiles à la température ordinaire ; il en est d'autres que la lumière seule suffit à provoquer : ce sont, d'une part, la dissociation des combinaisons haloïdes de certains métaux et, d'autre part, la réduction des composés oxygénés ; enfin nous savons que l'eau et l'acide carbonique peuvent, en s'ajoutant à la molécule de certains corps, opérer leur dédoublement. Nous étudierons dans un paragraphe terminal l'altération que subit l'acide cyanhydrique, lorsqu'il n'est pas complètement purifié et qu'on l'expose à la lumière. La nature des réactions qui s'accomplissent dans ce phénomène n'est pas bien connue ; on a admis qu'elles consistent en un dédoublement compliqué par des réactions secondaires ; c'est pour ce motif que nous nous en occupons à cette place.

§ I. Dissociation spontanée des combinaisons renfermant des corps volatils a la température ordinaire.

La dissociation ainsi limitée accompagne souvent le phénomène d'efflorescence et en est en quelque sorte la suite exagérée ; mais elle se produit aussi chez les sels dépourvus d'eau de cristallisation ; elle se manifeste encore avec des sels déliquescents ou dissous dans l'eau, sans que celle-ci prenne d'ailleurs une part directe à la décomposition.

Sels ammoniacaux. — Ces sels nous fourniront les exemples les plus nombreux de dissociation.

Le *carbonate d'ammoniaque normal* $C^2O^4(AzH^4O)^2 + 2HO$, exposé à l'air, perd de l'eau et de l'ammoniaque et se transforme en sel acide: $C^2O^4(AzH^4O)^2,2HO = C^2O^4,HO,AzH^4O + H^2O^2 + AzH^3$. Il y a donc ici à la fois efflorescence avec perte de 2HO de cristallisation et dissociation partielle avec perte de AzH^3 (Divers [1]). Le *sesquicarbonate* $(C^2O^4)^3(AzH^4O)^4HO^2$ se décompose de même en donnant du bicarbonate, mais sans s'effleurir puisqu'il est anhydre; une température de 20° à l'abri de l'air produit le même effet. La dissociation se fait d'ailleurs comme dans le cas précédent; si on considère le sesquicarbonate comme renfermant les éléments de deux molécules de bicarbonate e d'une molécule de carbonate neutre $2(C^2O^4,HO,AzH^4O),C^2O^4(AzH^4O)^2$, on voit qu'il suffit d'enlever AzH^3 à la molécule de carbonate neutre pour obtenir trois molécules de bicarbonate (Divers).

Le *bicarbonate* C^2O^4,HO,AzH^4O, presque fixe dans l'air ordinaire, se dissocie facilement lorsqu'il est en solution aqueuse (Divers) ou qu'il est seulement humecté d'un peu d'eau (Melsens [2]). Il perd alors beaucoup de son poids en vingt-quatre heures et se dissocie peu à peu en acide carbonique, ammoniaque et eau.

L'*azotite d'ammoniaque* est très déliquescent; sec il se décompose lentement, à la température ordinaire, en azote et eau sans changement dans la neutralité; l'eau résultant de la décomposition ne s'évapore pas d'abord et dissout le sel non encore altéré. Ses solutions concentrées se décomposent comme le sel sec et

[1] *Journ. of Chem. Soc.*, tom. VIII, pag. 172, 1871.

[2] *Journ. de Pharm. d'Anvers*, 1882.

plus vite que lui à froid ; après deux mois de conservation, la solution ne renferme plus rien (M. Berthelot[1]).

Le *phosphate d'ammoniaque* $PhO^5,HO,(AzH^4O)^2$ perd peu à peu de l'ammoniaque.

La solution d'*acétate d'ammoniaque* s'acidifie progressivement pour la même raison.

Le *valérianate* se colore peu à peu à l'air et attire l'humidité ; celle-ci, sans prendre une part directe à la décomposition, favorise le départ de l'ammoniaque ; il reste un liquide plus ou moins acide suivant la durée et l'intensité de la dissociation.

Les cristaux de *tartrate de potasse et d'ammoniaque* deviennent opaques par perte d'AzH^3 ; il reste comme résidu du bitartrate de potasse.

Bicarbonates. — Le *bicarbonate de soude* est permanent dans l'air sec ; mais, dans une atmosphère humide, il perd une partie de l'acide carbonique qu'il contient et passe à l'état de sesquicarbonate : $2(C^2O^4.HO.NaO) = (CO^2)^3.HO.(NaO)^2 + CO^2 + HO$. Le *sesquicarbonate* peut à son tour abandonner CO^2 et se transformer en carbonate neutre : $(CO\ )^3.(NaO)^2.HO = C^2O^4.(NaO)^2 + CO^2 + HO$.

En dissolution, le bicarbonate de soude est stable.

Au contraire, la solution de *bicarbonate de magnésie*, exposée à l'air, perd une partie de son acide carbonique et laisse déposer des cristaux d'hydrocarbonate ayant pour formule, d'après Berzelius, $MgO.CO^2.3HO$, et, d'après Davy (1840), $3MgO.CO^2.8HO$. Ajoutons que, suivant Fritzsche[2], il se dépose deux sortes de cristaux : les uns en petites aiguilles agglomérées en houppes et ayant pour formule $MgO.CO^2.3HO$, les autres en tables et représentés par la formule $MgO.CO^2.5HO$. La solution de *bicarbonate de lithine* se conduit de même et laisse déposer du carbonate neutre.

[1] *Journ. de Pharm. et de Chim.* (4), tom. XIX, pag. 428, 1874.

[2] *Poggendorff's Ann.*, 1836.

Bisulfites.—Les *bisulfites de soude* et de *potasse*, exposés à l'air, perdent une partie de SO^2 et il se forme des sulfites neutres.

Acétates. —Les cristaux d'*acétate de zinc* $C^4H^3ZnO^4 + 3HO$ perdent leur transparence par efflorescence et disparition progressive de l'acide acétique.

De même, l'*acétate de morphine* $C^{34}H^{19}AzO^6.C^4H^4O^4 + 2H^2O^2$ perd peu à peu de l'acide acétique, devient incomplètement soluble dans l'eau ; d'incolore qu'il était, il passe au jaune grisâtre et au brun. Sa solution aqueuse subit les mêmes changements : elle se sépare progressivement en morphine, qui cristallise, et en acétate neutre, qui reste dissous à la faveur de l'acide acétique (Dublanc[1]).

Valérianates. — Nous avons vu le valérianate d'ammoniaque se dissocier en perdant de l'ammoniaque, tandis que l'acide restait à l'état liquide : dans ce sel, c'est le corps le plus volatil qui se sépare le premier. Avec le *valérianate de fer*, le phénomène contraire se produit : ce sel est déliquescent et perd peu à peu son acide (Suthon[2]).

§ II. Dédoublement des combinaisons haloïdes des métaux peu oxydables sous l'influence de la lumière.

Nous avons vu, en faisant l'histoire générale des agents des altérations, et nous rappelons que ces dédoublements sont dus à l'action directe des radiations, sans que la présence ou l'absence d'air influent en rien sur le phénomène. La lumière blanche, même diffuse, suffit pour les produire ; mais la dissociation est bien plus rapide dans les rayons bleus-violets ; elle est au contraire nulle dans les rayons rouges-jaunes, dont l'action inverse, d'après les expériences de M. Chastaing, diminue

[1] Sec. Soubeiran et Regnauld ; *Traité de Pharm.*, 8e éd., 1875, tom. II, pag. 77.
[2] *Journ. de Chim. médic.*, 1866.

celle des rayons violets dans la lumière blanche. L'accroissement de la température augmente l'intensité de l'altération.

Le nombre des cas de dédoublement que l'on a observés et dont l'étude intéresse le pharmacien n'est pas considérable : nous n'aurons à signaler que les combinaisons du mercure, de l'or et de l'argent.

Chlorure d'argent. — C'est un des corps sur lesquels on a le plus anciennement et le plus souvent observé l'action de la lumière. Aussi, bien que son importance pharmaceutique soit très secondaire, ferons-nous l'histoire des principales recherches auxquelles il a donné lieu.

Scheele, en 1770, constata que le chlorure d'argent perd du chlore et noircit surtout à la lumière violette : le sel passe du blanc au violet, puis au brun foncé. Draper[1] montra qu'il ne se décompose pas quand il est sec, même sous l'action des rayons concentrés par une lentille ; son altération est, au contraire, rapide en présence de l'eau. Poussant plus loin l'analyse du phénomène, Davanne et Richard[2] admirent que la réduction est directe et complète, l'argent étant mis en liberté ; pour Vogel[3], le sel ne subirait qu'une décomposition partielle et se transformerait en sous-chlorure Ag^2Cl. D'autre part, une série d'expériences dues à M. Morren et à M. Tommasi vinrent infirmer les observations antérieures et parurent démontrer que ce qu'on avait pris pour une décomposition n'était qu'un phénomène d'allotropie. Le premier de ces chimistes[4] introduit dans un tube de verre renfermant de l'eau chlorée deux ampoules contenant, l'une du chlorure de potassium, l'autre du nitrate d'argent ; le tube est scellé à la lampe, puis agité pour briser les ampoules :

[1] *Pharmaceutical Journ.*, 1851 et *Journ. de Pharm. et de Chim.* (3), tom. XX, pag. 253.

[2] *Bull. de la Soc. chim.*, tom. I, pag. 395, 1864.

[3] *Bull. de la Soc. chim.*, tom. I, pag. 461.

[4] *Journ. de Pharm. et de Chim.* (4), tom. VI, pag. 324, 1867.

il se forme de chlorure d'argent en contact avec un excès de chlore. Le tube étant exposé au soleil, tant que le chlore n'a pas disparu, le chlorure reste blanc ; dès qu'il a disparu en attaquant l'eau, le sel devient brun-rougeâtre ; mais si le tube est placé à l'ombre, la coloration disparaît ; elle reparaît par une nouvelle exposition à la lumière directe. M. Tommasi[1], ayant mis du chlorure d'argent en suspension dans l'eau et l'ayant exposé à la lumière, obtint la coloration ordinaire, mais il ne trouva que des traces d'acide chlorhydrique dans le liquide, et les proportions de chlore et d'argent contenues dans le sel correspondaient à AgCl et non à Ag^2Cl.

Mais les déductions tirées de ces expériences ont été infirmées par M. Riche et d'ailleurs par M. Tommasi lui-même. M. Riche[2], se basant sur une série d'observations continuées pendant douze années consécutives, admet que la lumière attaque le chlorure d'argent en présence de l'eau ; la liqueur devient acide et exhale à un certain moment l'odeur du chlore ; l'action est très lente et le composé qui se forme correspond plutôt à Ag^3Cl^2 qu'à Ag^2Cl. M. Tommasi[3] est arrivé à des résultats un peu différents : le corps qui résulterait de la décomposition serait, d'après lui, formé par un mélange de AgCl, Ag^2Cl et Ag.

Le *bromure* et l'*iodure d'argent* sont sensibles à la lumière, mais à un degré moindre, surtout le second de ces corps.

Le *chlorure d'or* se dissocie comme le chlorure d'argent, mais aussi avec moins de facilité.

Iodures de mercure. — L'*iodure mercurique* est peu altérable ; à la longue cependant il se dissocie, surtout quand il a été préparé par double décomposition[4] : de l'iode est mis en liberté et

[1] *Compt. rend. de l'Institut Lombard*, 1878, et *Jour. de Pharm. et de Chim.* (4), tom. XXIX, pag. 291.

[2] *Journ. de Pharm. et de Chim.* (4), tom. XXIX, pag. 392, 1879.

[3] Sec. *Journ. de Pharm. et de Chim.* (5), tom. I, pag. 224.

[4] Hunt, *Philosophic. Transact.*, 1842, pag. 181.

du protoiodure prend naissance : le composé, primitivement rouge, prend peu à peu une coloration brune.

Le *protoiodure* est beaucoup plus altérable. A la lumière, ce sel prend une coloration verte de plus en plus sombre et finit par noircir. L'iode est mis en liberté et se perd en partie ; mais une petite portion de ce métalloïde se porte sur le protoiodure non encore altéré pour former un peu de biiodure. Si l'action se prolonge, il reste un mélange de mercure et de biiodure. En dix jours, à la lumière diffuse, la transformation est complète.

M. Chastaing [1] a signalé ce fait intéressant, à savoir : que ce mélange, représentant le protoiodure altéré, pouvait dans certaines conditions reformer ce dernier sel. Si en effet on le place en couches minces entre deux lames de verre bleu-violet, on constate que la couche en contact avec le verre devient tout à fait noire, tandis que la substance placée à une certaine profondeur reprend la couleur verte et l'aspect du protoïodure non altéré ; l'iodure mercureux s'est régénéré sous l'influence de l'iode déplacé des couches superficielles.

Chlorures de mercure. — Le *sublimé* pur est inaltérable à la lumière ; nous verrons plus loin qu'il s'altère dans certaines conditions. Le *Calomel* subit une décomposition analogue à celle qui affecte le protoiodure de mercure. Il jaunit graduellement, et à la longue devient gris (Vogel [2]) par mise en liberté de mercure et formation d'un peu de sublimé. Les choses se passent, sans aucun doute, comme dans le cas du protoiodure : le sel est dissocié et le chlore mis en liberté se porte sur le calomel non décomposé pour former le bichlorure.

§ III. Réduction des composés oxygénés peu stables, sous l'influence de la lumière.

Ce que nous avons dit au début du paragraphe II, au sujet de

[1] *Ann. de Chim. et de Phys.* (5), tom. XI, pag. 181, 1877.
[2] *Journ. de Pharm.*, tom. I, pag. 193, 1815.

la dissociation des combinaisons haloïdes est en tout point applicable à la réduction des composés oxygénés. Ici encore, comme dans le cas précédent, des réactions secondaires dues à l'oxygène mis en liberté viennent parfois masquer le phénomène initial de réduction.

Acide nitrique. — Les combinaisons de l'azote avec l'oxygène sont généralement peu stables ; aussi ne doit-on pas s'étonner de voir l'acide azotique concentré NO^5HO se réduire sous l'influence de la lumière : de l'oxygène se dégage, et il se forme du peroxyde d'azote NO^4 qui colore en jaune le liquide, tandis que de l'eau est mise en liberté. La décomposition s'arrête quand la quantité d'eau séparée dans la réaction précédente a suffisamment dilué l'acide. L'acide quadrihydraté $NO^5HO + 3HO$ n'est pas modifié par la lumière.

Acide sulfureux. — De l'anhydride sulfureux gazeux, exposé dans un tube de verre où l'on a fait le vide, au foyer violet d'une lentille incomplètement achromatique, se réduit, donne un dépôt de soufre et de l'anhydride sulfurique (Morren [1]), la formation de SO^3 résultant d'une réaction secondaire.

La solution d'acide sulfureux se comporte de la même manière. Sans qu'il y ait absorption d'oxygène atmosphérique, ainsi que le croyait Jacquelain, il se dépose du soufre, et de l'acide sulfurique entre en solution (Lœw [2]). Nous avons vu cette décomposition se produire à la longue dans une solution conservée à la lumière diffuse d'une chambre peu éclairée.

L'élévation de la température favorise d'autant mieux cette altération que l'action seule de la chaleur (200°) est capable de le produire (Geitner).

Bisulfites. — Nous avons déjà vu que les bisulfites perdent spontanément à l'air la moitié de leur acide ; nous verrons dans

[1] *Ann. de Chim. et de Phys.* (4), tom. XXI, 1870.

[2] *Bull. de la Soc. chim.*, tom. XIV, pag. 191.

le chapitre suivant que les sulfites formés dans ces conditions s'altèrent à leur tour. Saintpierre [1] a étudié l'altération que subissent ces composés lorsqu'on les conserve à l'abri de tout contact avec l'air. Une solution aqueuse de bisulfite de potasse ayant été exposée à la lumière, à la température ordinaire de l'atmosphère, dans des tubes scellés à l'ébullition, on a constaté, après quatre ans, qu'il y avait eu réduction avec dépôt de soufre et formation d'acide sulfurique et d'acide trithionique : $5S^2O^4(HO)^2 = S^2 + 5SO^4H + S^3O^6H + 4HO$. Le bisulfite de plomb en solution aqueuse, concentrée ou étendue, donne de la même manière un dépôt de soufre, de l'acide sulfurique et un ou plusieurs acides de la série thionique.

Hypochlorites. — La décomposition des hypochlorites par la lumière seule a été étudiée d'abord par Fordos et Gélis, puis par M. Riche et M. Kolbe. Mais la nature vraie du phénomène et les conditions dans lesquelles il se produit ont été établies par M. Chastaing [2]. Sous l'influence de la lumière, les hypochlorites de soude et de potasse, et surtout l'hypochlorite de chaux, se réduisent rapidement avec formation de chlorure. Mais l'oxygène, en partie se dégage, surtout si la solution est concentrée, en partie se fixe sur l'hypochlorite non décomposé et forme du chlorite, puis du chlorate. La transformation peut être totale. Les radiations bleues-violettes sont les seules actives. La température a une influence incontestable. Cette action, jointe à celle de l'intensité lumineuse, fait que la décomposition est beaucoup moins rapide en hiver qu'en été. On a constaté par exemple que pour une solution de chlorure de soude à 200° chlorométriques, à une température de 10° environ, avec la quantité de lumière que l'on a à Paris au mois de janvier, six mois seraient

[1] *Journ. de Pharm. et Chim.* (4), tom. III, pag. 280, 1866; et tom. XV, pag. 211, 1872.

[2] *Thèse de l'École sup. de Pharm.*, pag. 30 et suiv. Paris, 1878.

nécessaires pour que la transformation fût totale; avec la température et l'intensité de lumière correspondant aux mois de février et de mars, deux mois suffiraient (Chastaing).

Les *chlorites de soude* et de *potasse* subissent la même transformation en chlorures et chlorates, mais plus lentement.

Peroxydes métalliques. — Le *précipité rouge* et surtout le *bioxyde de mercure jaune* obtenu par précipitation sont facilement réduits par les radiations réfrangibles [1]. Le corps perd sa coloration initiale et prend peu à peu une teinte noire, par mise à nu de mercure. L'altération de l'oxyde jaune se manifeste après une dizaine de jours d'exposition à la lumière blanche (Chastaing). Nous l'avons vu prendre, en un mois, une teinte brun jaunâtre sous l'action de la lumière diffuse peu intense d'un laboratoire.

Le *minium*, l'*oxyde de plomb puce*, le *bioxyde de cuivre*, le *bioxyde d'étain*, se réduisent aussi, suivant Draper.

§ IV. Dédoublements produits par l'action de l'eau atmosphérique.

Les dédoublements dans lesquels l'eau joue le rôle de cause efficiente se produisent, sauf une exception (saccharose), indépendamment de toute action lumineuse. La température a, au contraire, une influence constante; son abaissement favorise les décompositions dues à la vapeur d'eau atmosphérique; son élévation favorise le dédoublement des substances en solution dans l'eau.

Sulfovinate de soude. — Nous avons déjà vu que ce sel est très hygroscopique dans les conditions ordinaires, bien qu'il

[1] Becquerel, La lumière, tom. II, pag. 69-95. Voir aussi A. Vogel, *Journ. de Pharm.*, tom. I, pag. 193, 1815 ; Draper, *Pharmac. Journ.*, 1851 ; Chastaing, *Ann. de Chim. et de Phys.* (5), tom. XI, 1877.

puisse s'effleurir dans une atmosphère desséchée. Au contact de l'humidité, il se décompose en alcool et bisulfate de soude :

$$C^4H^4(S^2O^6.NaO.HO) + H^2O^2 = C^4H^4(H^2O^2) + S^2O^6.NaO.HO.$$

Le dédoublement est encore plus rapide lorsque le corps est en solution concentrée. La présence d'un léger excès d'acide favorise l'action de l'eau; au contraire, l'altération est plus lente si le sel est neutre ou à peine alcalin.

Camphre monobromé. — Le corps se liquéfie à l'air humide et abandonne du brome (Gerhardt).

Sulfate de cuivre ammoniacal. — Ce sel se présente sous forme de cristaux orthorhombiques d'un bleu foncé ; à l'air, sous l'influence de l'humidité, il dégage de l'ammoniaque et se transforme en une poudre verte constituée par un mélange de sulfate d'ammoniaque et de sulfate de cuivre basique : $2\,(SO^4 Cu\,(AzH^3)^2\,(HO) + HO = AzH^3 + SO^4AzH^4 + SO^4Cu, CuO.HO.$

Saccharose. — Le sucre de canne solide est peu altérable. Mais, lorsqu'il est dissous dans l'eau, il se transforme lentement en glucose sous l'influence de la lumière : $C^{24}H^{22}O^{22} + H^2O^2 = C^{12}H^{12}O^{12} + C^{12}H^{12}O^{12}$. M. Raoult[1] a observé que la moitié du sucre de 50 gram. d'une solution au 1/5 s'était transformée après cinq mois d'exposition à la lumière diffuse et à l'abri de l'air.

§ V. — Dédoublements produits par l'action de l'acide carbonique atmosphérique.

L'influence de l'acide carbonique comme cause de dédoublements ne se manifeste pas sur un grand nombre de corps ; mais ceux qui la subissent ont une importance pharmaceutique réelle. Signalons d'abord l'action de l'acide carbonique sur les *chlorures décolorants* : on sait que c'est au déplacement du chlore par

[1] *Ann. de Chim. et de Phys.* (4), tom. XXIII, pag. 299, 1871.

ce gaz que ces substances doivent leur activité. On ne peut considérer ce phénomène comme une vraie altération.

Cyanure de potassium. — Ce corps, exposé à l'air, exhale une odeur prononcée d'acide cyanhydrique. Cette décomposition a été attribuée, il y a longtemps, à l'action de l'acide carbonique de l'air. Le fait a été démontré expérimentalement par MM. Naudin et Montholon [1] : si on fait passer sur du cyanure de potassium humide un courant d'acide carbonique pur, ce gaz déplace complètement le cyanogène à l'état d'acide cyanhydrique après un temps plus ou moins long, suivant la rapidité du courant ; en même temps il se forme du carbonate de potasse ; la présence de l'eau est nécessaire : $C^2AzK + HO + CO^2 = CO^3K + C^2AzH$.

L'air ordinaire agit de la même manière, et si on élève la température à 60-80°, il se produit une quantité notable de formiate de potasse.

Iodure de potassium. — Les cristaux ou les dissolutions aqueuses de ce sel jaunissent lorsqu'ils ont été conservés quelque temps. De même, lorsqu'on expose à l'air de l'empois d'amidon préparé avec une solution d'iodure de potassium, la couleur bleue caractéristique ne tarde pas à apparaître et démontre qu'il y a mise en liberté d'iode. Ces faits, bien observés par Schönbein [2], étaient restés sans explication. Plus tard on reconnut que l'ozone pouvait décomposer l'iodure de potassium (Andrews [3]). Mais si l'ozone contenu dans l'atmosphère colore en bleu les papiers iodurés exposés à l'air (Houzeau), il est difficile d'admettre que cet agent joue un grand rôle dans la décomposition de l'iodure conservé dans les laboratoires. Payen [4] attribua le

[1] *Journ. de Pharm. et de Chim.* (4), tom. XXIV, pag. 306, 1876.
[2] *Journ. für prakt. Chem.*, tom. XXXIV, H. 1, pag. 42, 1845.
[3] *Proceed. of the roy. Soc.*, 1867, n° 94.
[4] *Ann. de Chim. et de Phys.* (4), tom. VI, pag. 224, 1865.

premier à l'acide carbonique de l'air l'altération de ce sel ; il démontra que l'intervention de l'oxygène est aussi nécessaire pour que la réaction s'accomplisse, celui-ci tendant à oxyder le potassium, tandis que l'acide exerce son affinité pour la potasse ; mais il admet que la décomposition n'avait lieu qu'avec l'iodure impur renfermant un peu d'alcali en excès.

Essayant l'action de la lumière sur le même corps, il constata encore que l'iodure en solution saturée est bien moins facilement altéré lorsqu'il est pur que s'il est alcalin, mais sans établir de relations entre l'effet de la lumière et l'action de l'acide carbonique.

M. Vidau[1] est arrivé, au sujet de l'influence d'un excès d'alcali, à des résultats inverses : exposées au soleil, les solutions d'iodure se décomposent d'autant plus énergiquement qu'elles sont moins alcalines, ce qui est assez rationnel, l'iode pouvant se combiner directement avec la potasse ou la soude et former un mélange d'iodure et d'iodate.

Enfin M. Battandier[2], confirmant les observations de M. Vidau et en partie celles de Payen, a montré par des expériences précises que l'iodure de potassium pur, dissous dans l'eau, se décompose sous l'influence simultanée de l'air et de la lumière et que cette altération est gênée par la présence d'un alcali libre. Elle est activée par un courant d'acide carbonique ; dans l'air privé de ce gaz, elle ne se produit pas. Dans une solution privée d'air par l'ébullition, elle est très lente ; l'obscurité l'arrête complètement, même en présence de CO^2 et sous l'influence d'une température de 70°. La décomposition est le plus active dans la lumière blanche ; elle est légère dans les flacons bleus et nulle dans les flacons jaunes ; il eût été intéressant de vérifier l'action des radiations rouges. M. Battandier admet que l'acide carbonique déplace l'iode à l'état d'acide iodhydrique, qui est ensuite

[1] *Journ. de Pharm et de Chim.* (4), tom. XX, pag. 349, 1874.

[2] *Journ. de Pharm. et de Chim.* (4), tom. XXIV, pag. 214, 1876, et tom. XXVI, pag. 341, 1877.

décomposé par la lumière : $IK + CO^2 + HO = CO^3K + IH$. On voit que cette réaction exige le concours de l'eau, soit sous forme de véhicule, soit sous forme d'eau interposée entre les cristaux ou d'humidité atmosphérique. L'intervention de l'oxygène, admise par Payen, paraît au moins douteuse.

Les *iodures de sodium*, d'*ammonium*, de *calcium* et de *baryum* se dédoublent comme l'iodure de potassium, mais moins rapidement.

Acétates de plomb.— L'acétate neutre cristallisé absorbe l'acide carbonique de l'air et se transforme en carbonate de plomb. L'action s'arrête assez tôt, l'acide acétique mis en liberté s'opposant à une décomposition plus avancée. Les cristaux deviennent opaques et incomplètement solubles dans l'eau. Avec le sel sec effleuri, l'altération est plus profonde.

Le sous-acétate de plomb liquide (extrait de saturne) est également décomposé par l'acide carbonique ; il se recouvre, dans les flacons où on le conserve, d'une pellicule blanche de carbonate de plomb.

§ IV. Décomposition de l'acide cyanhydrique.

Nous avons énoncé la raison qui nous fait placer l'étude de cette altération à la fin du chapitre des dédoublements. Des recherches ultérieures nous fixeront sans doute sur sa vraie place.

L'acide cyanhydrique pur se conserve bien (Gautier [1]). Mais dès qu'il est en présence de la moindre quantité d'ammoniaque, il se décompose spontanément sous l'influence de la lumière. Or l'acide commercial est souvent souillé d'ammoniaque, qui proviendrait, d'après M. de Girard [2], de l'alcalinité du chlorure de calcium employé à dessécher l'acide cyanhydrique ; celui-ci, au

[1] *Ann. de Chim. et de Phys.*, 1866.

[2] *Journ. de Pharm. et de Chim.* (4), tom. XXIV, pag. 224, 1876.

contact de la chaux, donnerait du cyanure de calcium, et l'eau résultant de cette composition réagirait sur ce dernier corps pour produire du formiate de chaux et de l'ammoniaque. Quoi qu'il en soit, l'acide impur jaunit, brunit et se transforme lentement en une matière noire, solide, insoluble, mêlée avec un peu de gaz ammoniac condensé. La nature de cette altération n'est pas bien connue ; la constitution de la matière brune ne l'est pas davantage : pour les uns, elle contiendrait du paracyanogène C^6Az^3 ou $C^{12}Az^6$ (Towersey) ; d'autres la représentent par la formule $C^{10}Az^{14}H^2$ (Boullay) ; enfin Johnston, Pelouze, Richardson, croient qu'elle renferme de l'oxygène et lui donnent le nom d'*acide azulmique* ou d'*azulmine*. La présence de l'oxygène proviendrait d'une action secondaire exercée par l'eau sur les produits primitifs de décomposition de l'acide cyanhydrique. On peut admettre pour l'instant que l'altération de ce corps résulte d'un phénomène de dédoublement compliqué par des réactions secondaires (Chastaing [1]).

La stabilité de l'acide varie d'ailleurs avec son mode de préparation. Nous avons vu que l'acide pur ne s'altère pas, et M. Gautier a donné un procédé qui permet de l'obtenir tel ; on a remarqué aussi que l'acide obtenu par le procédé de Gay-Lussac s'altère plus facilement que celui que l'on prépare par le procédé de Pessina (Bussy et Buignet) ; on a attribué la stabilité relative de ce dernier à la présence d'une faible proportion d'acide ferrocyanhydrique entraîné pendant la préparation et qui, saturant l'ammoniaque, supprimerait une des causes d'altération. Si on considère que l'acide de Pessina laisse souvent déposer à la lumière un précipité bleuâtre, et que, d'autre part, l'addition d'un acide quelconque assure la conservation de l'acide cyanhydrique, on voit que l'hypothèse paraît justifiée.

[1] *Thèse de l'École sup. de Pharm.* Paris, 1878, pag. 49. Voir aussi Millon, *Compt. rend.*, 1861 ; Bussy et Buignet, *Jour. de Pharm. et de Chim.*, 1863 ; Petit, *Bull. de Thérap.*, 1873.

M. Chastaing a étudié l'influence que les diverses radiations exercent sur le phénomène ; il a constaté que le minimum de destruction est toujours dans l'obscurité, tandis que le maximum est dans le violet. Cette observation n'éclaire pas d'ailleurs sur la nature intime des phénomènes qui se produisent.

CHAPITRE V.

Combinaisons.

Les phénomènes que nous réunissons sous le titre général de combinaisons sont de deux ordres ; les uns résultent de l'action des éléments de l'air : oxygène, eau, acide carbonique. Cette action est simultanée ou séparée : l'oxygène et l'acide carbonique exigent en général la présence de l'eau pour exercer leur action sans que l'eau intervienne autrement que comme dissolvant ; mais il y a des cas où elle s'ajoute au corps altérable en même temps que l'un de ces deux éléments. Nous avons déjà dit que la lumière et la température ont une influence considérable sur les phénomènes d'oxydation. La lumière ne paraît pas intervenir dans l'action de l'eau et de l'acide carbonique.

Les autres phénomènes de combinaison se manifestent dans les mélanges de corps qui, stables par eux-mêmes, réagissent les uns sur les autres lorsqu'ils sont mis en présence. Les composés nouveaux qui prennent naissance dans ces conditions se forment en vertu des lois de l'affinité. La lumière et la température influent en général sur leur production.

Nous étudierons, dans un chapitre distinct, les cas d'oxydation et de réduction réciproques auxquels donnent lieu le mélange de corps organiques et de corps minéraux : ce sont plutôt des phénomènes de décomposition.

§ I. Oxydation des corps minéraux.

Il peut y avoir addition simple d'oxygène à la molécule du corps ; dans quelques cas, cette addition provoque un dédoublement si le corps est déjà complet. L'acide carbonique intervient parfois.

Combinaisons du soufre. — La dissolution aqueuse d'*acide sulfhydrique* s'oxyde à l'air ; de l'eau prend naissance et du soufre se dépose. La lumière facilite la réaction : à température égale, la destruction maxima est dans le rouge, le maximum de conservation dans le violet (Chastaing [1]).

Les *sulfures alcalins* et *alcalino-terreux* se conduisent de la même manière, mais l'acide carbonique intervient dans leur décomposition. On peut, en partant des monosulfures, synthétiser le phénomène de la manière suivante : Dans une première phase, le monosulfure se transforme en carbonate et polysulfure ; le sel prend une coloration rougeâtre : $2NaS + CO^2 + O = CO^3Na + NaS^2$. Dans la seconde phase, l'oxygène réagit sur le polysulfure, le convertit en hyposulfite et la coloration rouge disparaît : $NaS^2 + 3O = S^2O^2NaO$.

S'il s'agit d'un polysulfure, la première réaction se produit encore, mais il se forme un sulfure plus riche en soufre, ou, si celui-ci est en excès, du soufre est mis en liberté ; dans la seconde phase, la mise en liberté du soufre est constante, puisqu'il ne peut y avoir plus de deux équivalents de ce corps dans l'hyposulfite.

La décomposition suit la même marche avec les corps solides ou les solutions aqueuses ; dans le premier cas, elle est favorisée par l'humidité de l'air. Lorsque le corps est longtemps exposé au contact de l'air, elle ne s'arrête pas à la formation d'hyposulfite : celui-ci peut s'oxyder à son tour et donner naissance à du sulfite, puis à du sulfate avec mise en liberté de soufre ; c'est ce qu'on observe surtout avec les *foies de soufre* : ces corps ne tardent pas à être formés par un mélange de soufre, de polysufure, d'hyposulfite, de sulfite, de sulfate et de carbonate, et, si

[1] *Ann. de Chim. et de Phys.* (5), tom. XI, pag. 170, 1877.

l'humidité intervient, il peut y avoir dégagement d'hydrogène sulfuré.

La lumière favorise l'altération : comme dans le cas de l'acide sulfhydrique, la destruction du sulfure est maxima dans le rouge, minima dans le violet [1]. La marche de l'oxydation dans les diverses radiations est intéressante à signaler. Au début et pendant un temps assez court, le maximum d'oxydation correspond indistinctement à l'une ou à l'autre des radiations, avec des différences très faibles ; puis la décomposition se régularise, devient normale, et les résultats obtenus sont ceux que nous avons indiqués ; enfin, si l'action se prolonge, il arrive un moment où toutes les solutions renferment la même quantité d'hyposulfite ; la transformation du sulfure en hyposulfite est alors totale. Cette transformation doit être atteinte plus tôt dans le rouge que dans les autres conditions ; « mais à partir de ce moment, où tout le sulfure est transformé dans le rouge, comme une modification de cet hyposulfite se produit beaucoup plus lentement que l'oxydation du sulfure, le sulfure qui existe encore dans les autres radiations et dans l'obscurité a le temps de se transformer totalement avant que l'hyposulfite déjà formé dans le rouge soit modifié [2] ».

Les sulfures qui intéressent particulièrement le pharmacien sont : les *monosulfures de sodium* et *de potassium*, le *polysulfure de potassium* impur (*foie de soufre*) et le *polysulfure de calcium* (*sulfure de chaux liquide* et *foie de soufre calcaire*).

Les sulfures insolubles subissent aussi l'influence oxydante de l'air. On connaît depuis longtemps la transformation lente des pyrites de cuivre en sulfates; le sulfure de fer prismatique s'altère de la même manière. Il est un corps qui nous intéresse plus particulièrement : le *kermès* s'altère à l'air, et d'autant mieux que

[1] Chastaing, *Ann. de Chim. et de Phys.* (5), tom. XI, et *Thèse de l'École sup. de Pharm.* Paris, 1878, pag. 26.

[2] Chastaing, *Thèse de l'École sup. de Pharm.* Paris, 1878, pag. 28.

la lumière est plus intense ; il prend une teinte blanc jaunâtre, un aspect farineux et renferme du soufre libre ; l'humidité favorise la décomposition (Thénard).

Les *sulfites neutres* prennent à l'air un équivalent d'oxygène et se transforment en sulfates ; on observe fréquemment l'altération des sulfites de potasse, de soude et de chaux.

Phosphore. — L'oxydation du phosphore à l'air est un fait d'observation vulgaire. Le corps qui prend naissance est un mélange d'acide phosphoreux et d'acide phosphorique (acide phosphatique des anciens chimistes). Dans un air sec, l'oxydation est vite arrêtée, par suite de la formation d'une couche superficielle d'acide qui protège les parties profondes ; elle se continue si l'air est humide, l'acide se dissolvant au fur et à mesure qu'il se forme ; lorsque le phosphore est divisé, elle est assez rapide pour que la chaleur qui se dégage enflamme le corps. On a constaté que l'oxydation ne se produit pas dans l'oxygène pur à la pression de l'atmosphère; elle se produit si on diminue la pression [1] ou, ce qui revient au même, si on dilue l'oxygène dans un gaz inerte, condition que présente l'air atmosphérique. Schönbein a prouvé que cette oxydation lente est accompagnée de la formation de petites quantités d'ozone et d'eau oxygénée. Il admet qu'il se produit en même temps de l'azotite d'ammoniaque.

Enfin, suivant M. Corne [2], l'oxydation du phosphore n'est pas directe ; elle est consécutive à la vaporisation de ce corps, l'oxygène se portant sur la vapeur et non sur le phosphore solide ; l'oxygène n'agit d'ailleurs qu'autant qu'il n'est pas entièrement saturé par la vapeur. Il en résulte qu'en augmentant la pression on diminue la vaporisation et, par suite, l'oxydation.

Conservé sous l'eau, le phosphore se recouvre d'une couche blanche, opaque (phosphore blanc). Considéré d'abord comme

[1] Bellani, *Bull. de Pharm.*, tom. V, pag. 489.

[2] *Journ. de Pharm. et de Chim.* (5), tom. VI, pag. 17, 1882.

un simple état allotropique (Debray), le phosphore blanc résulte d'une oxydation superficielle du phosphore par l'air dissous dans l'eau (Baudrimont [1]). Dans l'eau privée d'air par l'ébullition, le phosphore blanc ne se produit pas (Cagniard de Latour). D'après certains chimistes, la lumière est nécessaire [2].

Les *hypophosphites* en solution s'oxydent aussi ; secs, ils sont inaltérables.

Arsenic. — L'arsenic perd rapidement son éclat à l'air ou même conservé sous l'eau si celle-ci est aérée. Il se forme une petite proportion d'acide arsénieux. En présence d'un peu d'alcali, l'oxydation est plus rapide. M. Chastaing [3] a observé que dans ce dernier cas elle est 1/5 plus énergique dans le rouge que dans le violet.

L'*acide arsénieux* et les *arsénites alcalins* ont, comme l'arsenic, une tendance à s'oxyder même dans l'obscurité, et à plus forte raison dans la lumière ; ici encore, les radiations rouges paraissent le plus capables d'activer l'oxydation.

Fresenius a le premier observé que la solution aqueuse d'arsénite de potasse absorbe peu à peu l'oxygène de l'air, de telle sorte que les précipités obtenus par le nitrate d'argent sont de plus en plus rouges à mesure que la solution est plus ancienne, par formation d'arséniate [4]. M. Mohr [5] a avancé dans ces derniers temps que l'altération des arsénites alcalins ne se manifesterait qu'à la condition que l'acide arsénieux employé à les préparer renfermât comme impuretés des corps oxydables, tels que les sulfures d'arsenic ou de sodium, le sulfite de soude, etc. ; mais cette assertion demande à être vérifiée.

[1] *Compt. rend.* novembre 1865.

[2] Voir Chastaing ; Action de l'air et de la lumière, pag. 74. Paris, 1879.

[3] *Ibid.*, pag. 75.

[4] Voir Buignet ; *Journ. de Pharm. et de Chim.* (3), tom. XXX, pag. 438.

[5] Traité d'analyse ch. à l'aide des liq. titrées, traduct. Forthomme, pag. 342. Paris, 1875.

M. Bretet a étudié l'influence qu'exercent les matières organiques sur les solutions d'arsénites ; nous en reparlerons plus loin.

L'*iodure d'arsenic* se conduit de la même manière ; sa solution aqueuse évaporée au contact de l'air perd de l'iode, tandis qu'il se forme un oxyiodure blanc qui cristallise par refroidissement[1].

Plomb. — La litharge seule est réellement altérable par le contact de l'oxygène. Elle absorbe peu à peu ce gaz. Nous verrons plus loin qu'elle subit une autre altération plus importante.

Fer. — Le fer se rouille à l'air humide. Ce fait intéresse le pharmacien, car la limaille de fer et le fer réduit, dont l'emploi est fréquent, s'altèrent d'autant plus vite que leur état de division est plus grand. La présence de la vapeur d'eau favorise beaucoup la combinaison, soit en dissolvant l'oxygène et le rendant plus propre à exercer son action, soit par la tendance qu'elle a à s'unir à l'oxyde formé[2]. D'autre part, la rouille renferme toujours de l'acide carbonique combiné ; on a supposé que ce dernier joue un rôle actif dans le phénomène : il se formerait, dès le début, du carbonate ferreux, qui se transformerait ensuite, par une oxydation ultérieure, en sesquioxyde de fer, tandis que l'acide carbonique dégagé attaquerait les parties voisines.

Les *sels ferreux* ont aussi une tendance à passer à l'état de sels ferriques sous l'influence de l'oxygène de l'air ; cette oxydation est d'ailleurs favorisée par la chaleur et la lumière. Du sulfate ferreux placé dans l'obscurité et derrière des verres bleu, rouge et vert, à des températures différentes, s'oxyde avec le plus d'intensité dans le milieu où la température est le plus élevée; il faut, pour que l'effet soit constatable, que la différence atteigne 4-5° (Chastaing[3]). Exposée dans les mêmes conditions lumineu-

[1] Guibourt, Pharmacopée raisonnée, 3e édit., pag. 571. Paris, 1841 ; Plisson, *Ann. de Chim. et de Phys.* (2), tom. XXXIX, pag. 265.

[2] Thénard, Traité de Chimie, tom. I, pag. 336.

[3] *Ann. de Chim. et de Phys.* (5), tom. XI.

ses, la température étant partout la même, l'oxydation atteint son maximum dans le rouge : l'action chimique oxydante étant représentée par 1 dans l'obscurité, les chiffres obtenus ont été dans le rouge 1,21—1,55 et dans le violet 0,14—0,58. On voit que l'oxydation est plus grande dans l'obscurité que dans le violet (Chastaing).

L'eau favorise l'oxydation en dissolvant l'oxygène : M. Johanson [1] a observé que le sulfate ferreux se conserve mieux dans des vases mal clos qui permettent l'évaporation de l'eau qui imprègne le sel. Les solutions s'altèrent plus vite que les sels solides.

L'*iodure ferreux* fournit des résultats analogues.

Les sels ferreux dont l'altération intéresse plus particulièrement le pharmacien sont le sulfate, l'iodure, le phosphate, le carbonate ; quelques sels à acides organiques se suroxydent aussi : ce sont les citrate, tartrate et lactate ferreux.

Le *sulfate ferreux* cristallisé ou en solution se transforme en sous-sulfate ferrique $Fe^2O^3,2SO^3$.

Le *phosphate de fer* à l'air humide donne du phosphate ferrique basique.

Le *carbonate ferreux* perd de l'acide carbonique, absorbe de l'oxygène et finit par se transformer complètement à l'air humide en hydrate de sesquioxyde de fer. La solution de *bicarbonate de fer* se comporte de la même manière.

Tous ces composés ferriques sont caractérisés par leur teinte brune ocracée.

Le *protoiodure de fer* pur et anhydre est blanc et pulvérulent ; en présence des moindres traces d'eau, il devient cristallisé et se colore, mais il ne tarde pas à s'oxyder [2]. La décomposition de ce corps en solution est un fait bien connu : l'oxygène se substitue peu à peu, et dans un espace de temps qui varie avec la

[1] *Amer. Journ. of Pharm.*, 1882, pag. 74.

[2] De Luca et Faville, *Compt. rend.*, tom. LV, pag. 615.

température et l'intensité lumineuse, à l'iode qui est mis en liberté, tandis qu'il se forme du protoxyde de fer ; celui-ci ne tarde pas à se suroxyder à son tour et passe à l'état de sesquioxyde de fer hydraté. Cette substitution spontanée de l'oxygène à l'iode est en rapport avec les quantités de chaleur dégagées par la combinaison de l'iode ou de l'oxygène avec le fer : $Fe + O = FeO$ répond à un dégagement plus considérable de calorique que $Fe + I = FeI$; la thermochimie nous donne ainsi la raison de phénomènes que l'on était autrefois réduit à constater sans pouvoir les expliquer autrement que par des hypothèses.

Le *chlorure ferreux* en solution laisse déposer au contact de l'air une poudre jaune rouge ressemblant à l'hydrate ferrique, mais constituant un oxychlorure ferrique dont la composition n'est pas connue.

Le *citrate* et le *tartrate ferreux* se suroxydent, qu'ils soient à l'état solide ou en solution dans l'eau ; ils prennent une coloration brune. Le *lactate de fer* est inaltérable quand il est sec.

Le *perchlorure de fer* lui-même est susceptible de s'oxyder. Abandonné à l'air, en solution aqueuse, il laisse déposer à la longue une poudre brune constituée par un oxychlorure ferrique renfermant $Fe^2Cl^3, 6Fe^2O^3 + HO$.

§ II. Oxydation des corps organiques.

Un grand nombre de matières organiques s'oxydent lorsqu'on les expose au contact de l'air. Cette oxydation s'accompagne presque toujours d'un dégagement d'acide carbonique ; elle est très activée par la chaleur et la lumière. La vapeur d'eau n'est pas aussi nécessaire que dans le cas précédent; l'acide carbonique n'intervient jamais.

Essences. — Les travaux de Th. de Saussure ont montré que les essences s'oxydent en présence de l'air et que la lumière active l'altération ; ils ont fait voir par exemple que l'essence de lavande peut absorber en quatre ans 119 vol. d'oxygène et dégager 22 vol. d'acide carbonique. Cette oxydation s'accompagne de la formation de dépôts constitués par les produits d'oxydation dont la nature varie avec les essences, mais qui ont souvent un aspect résineux et une réaction acide; parfois l'essence tout entière se solidifie.

Nous nous occuperons d'abord des essences formées d'hydrocarbures. Les quantités d'oxygène absorbées varient dans des limites assez grandes suivant les essences. Les déterminations suivantes ont été faites par M. Kingzett[1] en plaçant les essences sur le mercure dans une cloche graduée remplie d'oxygène :

Ess. de Carvi........	à la lum. diff.	18^{cc}	en 6 jours	= 3^{cc}	par jour.
Bergamotte . .	—	12	— 4 —	= 3	—
Genièvre.....	—	5	— 2 —	= 2,5	—
Cubèbe......	—	4	— 2 —	= 2	—
Citrons......	—	16	— 13 —	= 1,2	—
Térébenthine.	—	220	— 6 —	= 36,6	—
—	dans l'obscurité	20	— 36 —	= 0,6	—
Camomille	à la lum. diff.	6	— 11 —	= 0,55	—

M. Berthelot[2], expérimentant sur des essences de térébenthine de diverses origines, avait constaté, après un mois, que la quantité d'oxygène absorbée était égale à 3-4 °/₀ en poids, tandis que la proportion d'acide carbonique dégagé était 0,10 °/₀.

M. Chastaing[3] a mis en évidence la part que prend la lumière dans cette oxydation : dans les diverses radiations, la quantité d'oxygène absorbée croît régulièrement de l'obscurité au rouge et au violet; l'oxydation, étant égale à 1 dans l'obscurité, peut être représentée par 2 dans le rouge et par 3 dans le violet, en été ; ces chiffres diminuent à mesure que la saison est plus

[1] *Journ. of the Chem. Soc.* (2), tom. XII, pag. 511, 1874.
[2] *Ann. de Chim. et de Phys.* (4), tom. XVI, pag. 165.
[3] Action de l'air et de la lumière, pag. 82. Paris, 1879.

froide. Les observations de M. Kingzett nous avaient fourni un résultat déjà très probant pour l'essence de térébenthine.

Les essences acquièrent dans ces conditions des propriétés oxydantes très énergiques : c'est ainsi qu'elles colorent en bleu le mélange d'iodure de potassium et d'amidon, qu'elles oxydent l'acide malique avec formation d'acide oxalique [1]. Attribuée d'abord à la présence de l'ozone (Schönbein) ou de l'eau oxygénée (Day), cette propriété serait due à la formation d'une combinaison peu stable qui céderait facilement son oxygène aux substances oxydables mises en sa présence (Berthelot [2]). M. Kingzett [3] a montré que ce corps n'est pas de l'ozone, puisqu'il donne une coloration violette avec l'acide chromique et l'acide sulfurique, réaction qui le rapproche de l'eau oxygénée, mais que ce n'est pas davantage celle-ci, puisque l'eau bouillante le dissout sans détruire ses propriétés. Pour lui [4], c'est un produit dérivé de l'acide camphorique anhydre, un peroxyde camphorique $C^{20}H^{14}O^{8}$, qui sous l'influence de l'eau se résout en eau oxygénée et acide camphorique : $C^{20}H^{14}O^{8} + 2H^{2}O^{2} = C^{20}H^{16}O^{8} + H^{2}O^{4}$.

Il peut se former en outre, par une oxydation prolongée, de l'acide acétique [5], de l'acide formique [6], du cymène produit par perte de H^{2} et formation d'eau [7].

Enfin, d'après Sobrero [8], l'essence de térébenthine souillée d'humidité absorberait l'oxygène pour former $C^{20}H^{16}O^{2} + H^{2}O^{2}$.

[1] *Ann. de Chim. et de Phys.* (3), tom. LXI, pag. 462.

[2] *Ann. de Chim. et de Phys.* (3), tom. LVIII, pag. 426.

[3] *Journ. of the Chem. Soc.* (2), tom. XII, pag. 511.

[4] *Pharmaceutical Journ.*, 1879, pag. 811.

[5] Boissenot et Persoz, *Ann. de Chim. et de Phys.* (3), tom. XXXI, pag. 442.

[6] Weppen et Kolbe ; *Ann. der Chem. und Pharm.*, tom. XLI, pag. 294 ; Laurent, *Revue scientifique*, tom. X, pag. 126.

[7] Wright, *Journ. of the Chem. Soc.*, tom. XI, 1873 ; Orlowski, *Ber. der deutsch. chem. Gesellsch*, 1873, pag. 1257.

Compt. rend., tom. XXXIII, pag. 66.

Toutes les essences ne sont pas formées seulement d'hydrocarbures, elles contiennent souvent des corps de fonctions chimiques différentes qui doivent donner, en s'oxydant, des produits très variés. Mais l'étude de leurs altérations a été faite très incomplètement.

Les essences composées en totalité ou en partie par des aldéhydes fixent deux équivalents d'oxygène et forment les acides correspondants. C'est ainsi que l'acide benzoïque prend peu à peu naissance dans l'*essence d'amandes amères*. L'oxydation suit d'ailleurs la même marche que dans les cas précédents. En représentant par 1 la quantité d'oxygène absorbée dans l'obscurité, on trouve, en été, 2 dans le jaune et 3 dans le violet [1].

L'*essence de cannelle* se conduit de la même manière et forme de l'acide cinnamique. Les chiffres obtenus dans les diverses conditions de lumière sont un peu plus faibles que dans le cas précédent.

La dissolution des essences dans un véhicule tel que l'alcool n'arrête pas l'oxydation : 10^{cc} d'une solution alcoolique contenant 0,44 d'essence de lavande absorbe en 40 jours à la lumière 7^{cc} d'oxygène en produisant $0^{cc},1$ à $0^{cc},2$ d'acide carbonique; dans l'obscurité, l'absorption est seulement de $1^{cc},3$ (Jodin [2]). Mais on a remarqué que l'oxydation est ralentie : l'essence d'amandes amères dissoute dans l'alcool et exposée aux diverses radiations s'est oxydée dans le rapport de 1 dans l'obscurité à 1,30 dans le rouge, à 1,60 dans le violet [3].

Acides organiques. — L'*acide oxalique*, sous l'influence de l'air et de la lumière, se décompose entièrement en acide formique (Seekamp [4]). Cette décomposition est d'autant plus rapide que

[1] Chastaing, *Ann. de Chim. et de Phys.* (5), tom. XI, 1877.
[2] *Journ. de Pharm. et de Chim.* (4), tom. I, pag. 55, 1865.
[3] Chastaing, *Ann. de Chim. et de Phys.* (5), tom. XI.
[4] *Ann. der Chem. und Pharm.*, tom. CXXXIII, pag. 253, 1865.

les solutions sont plus étendues : les solutions concentrées ne paraissent pas s'altérer (Bizio [1]). D'après M. Carles [2], la même décomposition peut se produire sans l'intervention de l'air et sous la seule influence de la chaleur. Une solution aqueuse maintenue à 100° se dissocie sans s'oxyder, et on trouve, parmi les produits de dédoublement, de l'acide carbonique et de l'acide formique.

L'*acide succinique*, au soleil, donne de même de l'acide propionique, qui est à l'acide formique ce que l'acide succinique est à l'acide oxalique.

L'*acide pyrotartrique* donne dans les mêmes conditions de l'acide butyrique (Seekamp).

L'*acide ferrocyanhydrique* se conduit comme les corps carbonés et s'oxyde à la lumière en donnant de l'acide cyanhydrique et du bleu de prusse : $7Fe^2Cy^6H^4 + O^4 = 24CyH + 2H^2O^2 + 2\,Fe^7Cy^9$.

Les solutions de *ferrocyanure de potassium* se conservent bien dans l'obscurité ; exposées à la lumière, elles laissent déposer du bleu de prusse ; l'oxydation est faible dans le rouge, énergique dans le bleu violet (Chastaing [3]).

Éthers. — L'*éther ordinaire* conservé dans des flacons en vidange devient peu à peu acide : on y constate la présence de l'acide acétique (Planche [4]) : $C^4H^4(C^4H^6O^2) + O^4 = C^4H^4O^4 + C^4H^6O^2$. Magnes-Lahens [5] a montré qu'il ne se forme pas au début de l'éther acétique, puisque l'éther altéré décompose l'iodure de potassium ; cette décomposition, due à l'acide acétique, n'aurait pas lieu s'il n'y avait que de l'éther acétique. A la lon-

[1] *Bull. de la Soc. chim.*, tom. XIII, pag. 429, 1869.

[2] *Bull. de la Soc. chim.*, tom. XIV, pag. 42, 1870.

[3] *Thèse de l'École sup. de Pharm.*, pag. 48. Paris, 1878.

[4] Voir Guibourt, Pharmacopée raisonnée, 3e éd. Paris, 1841, et Gay-Lussac, *Ann. de Chim. et de Phys.*, tom. II, pag. 98.

[5] *Journ. de Pharm. et de Chim.* (3), tom. XXVI, pag. 274, 1854.

gue, ce dernier corps prendrait naissance par l'action ultérieure de l'acide sur l'alcool formé.

M. Kingzett [1] a trouvé que l'éther absolu placé au contact de l'air dans une éprouvette graduée à la lumière diffuse, absorbe $6^{cc},5$ d'oxygène en trentre-quatre jours, soit $0^{cc},19$ par jour.

L'altération de l'éther est favorisée par la lumière ; les rayons directs du soleil agissent plus vite que la lumière diffuse ; la température ne paraît exercer aucune influence (Magnes-Lahens). L'absorption d'oxygène est à la lumière blanche quatre fois plus grande qu'à l'obscurité, et, si on la représente par 1 dans cette dernière condition, on trouve 1,20 — 1,40 dans le rouge et 2,50 — 3,50 dans le violet (Chastaing).

L'*éther acétique* au contact de l'air humide se transforme également en acide acétique.

L'*éther iodhydrique* soumis aux mêmes influences abandonne de l'iode et se colore. La lumière et l'air amènent isolément le même résultat.

Huiles.— Les corps gras naturels sont sujets à deux causes d'altérations : le contact de l'air et de la lumière d'une part, la présence des ferments d'autre part ; nous étudierons ultérieurement la fermentation des huiles.

Les modifications que subissent les corps gras à l'air ont été constatées depuis bien longtemps ; elles sont deux sortes. Les huiles dites *siccatives* s'épaississent, se changent peu à peu en une masse transparente, jaune, un peu élastique ; cette altération est due à la présence d'une oléine spéciale correspondant à l'acide linoléique (H. de lin, de noix, d'œillette, de chènevis, de ricins). Les huiles non siccatives rancissent (H. d'olive, d'amandes douces, de faine, de navette, de noisette).

Th. de Saussure, qui étudia le premier l'altération de ces corps, admit simplement que l'oxygène se porte sur le carbone

[1] *Journ. of the Chem. Soc.* (2), tom. XII, pag. 511.

et donne naissance à de l'acide carbonique qui se dégage. Depuis, l'on a vu que l'oxygène se porte aussi bien sur l'hydrogène que sur le carbone. M. Berthelot[1] a montré qu'il faut distinguer, dans l'altération des huiles, l'acidification produite par le dédoublement des éthers sous l'influence seule de l'humidité atmosphérique ou de l'eau introduite par des corps étrangers (débris de tissus) de l'oxydation proprement dite ; celle-ci n'est qu'un phénomène secondaire dû surtout à l'altération de l'acide oléique mis en liberté. Expérimentant sur les éthers pris isolément, il a constaté que les oléines, les valérines, les butyrines s'acidifient uniformément en quelques semaines sous l'action dédoublante de l'eau, tandis que les mêmes corps se comportent d'une manière très inégale à l'égard de l'oxygène ; les oléines absorbent en deux mois et demi, à l'obscurité, 6 °/₀ de leur poids d'oxygène ; les valérines, butyrines, etc., n'absorbent pas ce corps d'une manière sensible. Ainsi, l'oxydation des huiles dépend de l'acide gras spécial combiné à la glycérine.

M. Cloez[2] a étudié l'influence que la lumière et la chaleur exercent sur le phénomène. L'oxydation est, dans l'obscurité, beaucoup plus faible qu'à la lumière ; elle atteint son maximum dans la lumière blanche. Dans la lumière décomposée, les résultats obtenus concordent entièrement avec ceux que nous ont fournis les autres corps organiques : l'oxydation croît régulièrement du rouge aux radiations les plus réfrangibles. L'élévation de la température favorise le phénomène.

Tannin et Acide gallique. — Les solutions de tannin se conservent indéfiniment dans l'obscurité, même en présence de l'air ; elles s'oxydent cependant si l'air renferme une proportion suffisante d'ozone ; dans ce dernier cas, la liqueur passe au rouge

[1] *Journ. de Pharm. et de Chim.* (3), tom. XXVII, pag. 96, 1851.

[2] *Compt. rend.*, tom. LXI, pag. 321, 918, et *Thèse de l'École sup. de Pharm.* Paris, 1866.

brun et il se forme de l'acide oxalique [1]. Mais, sans que l'ozone intervienne, les solutions tanniques s'oxydent dès qu'on les expose à la lumière. En vingt-huit jours, 10^{cc} d'une solution alcoolique peuvent absorber 4^{cc} d'oxygène et produire $1^{cc},8$ d'acide carbonique ; avec la solution aqueuse, on obtient les mêmes résultats (Jodin [2]).

L'acide gallique en solution brunit également ; il dépose des matières noires insolubles et dégage du gaz carbonique ; les gallates se comportent de même. Nous en disons autant du pyrogallol et des pyrogallates.

Les divers tannins extraits des végétaux sont aussi plus ou moins altérables : ainsi, l'acide çachoutannique dissous dépose après quelque temps un résidu insoluble.

Ces altérations des matières tanniques au contact de l'air ont une grande importance au point de vue de la préparation des extraits.

Alcalis organiques. —Nous avons déjà étudié les phénomènes d'isomérie que la lumière seule produit chez un certain nombre d'alcaloïdes. Ces corps ne sont pas moins sensibles à l'action de l'air atmosphérique. La part qui revient aux divers agents, dans ce phénomène d'oxydation, a été établie par M. Chastaing [3] pour l'*Ergotinine*. Ce corps, blanc et cristallisé quand il est pur, se colore rapidement à la lumière ; ses solutions alcooliques, légèrement fluorescentes, se colorent aussi. Exposée aux radiations rouges, la substance cristallisée ne se colore pas après un temps assez long, la solution alcoolique prend une teinte jaune ; sous l'action des radiations bleues-violettes, la coloration apparaît très rapidement dans les deux cas : la solution passe au jaune, puis peu à peu au vert, en même temps qu'il se dépose un produit insoluble vert-bleuâtre.

[1] Gorup-Besanez, *Ann. der Chem. und Pharm.*, tom, CX, pag. 106.

[2] *Journ. de Pharm. et de Chim.* (4), tom. I, pag. 55, 1865.

[3] Action de l'air et de la lumière, pag. 92. Paris, 1879.

On constate aisément l'oxydation d'un certain nombre d'autres alcaloïdes. La *nicotine* brunit au contact de l'air, principalement sous l'influence de la lumière. La *conicine* s'oxyde, se colore peu à peu, et finit par se transformer en une matière noire résineuse. Les cristaux de *curarine* prennent l'aspect d'un liquide brun. L'*apomorphine* et le chlorhydrate de cette base deviennent rapidement verts sous l'influence de l'air et de la lumière, et donnent une solution bleue dans le chloroforme.

La *morphine* en solution ammoniacale, laissée à l'air pendant un temps suffisamment long, abandonne peu à peu une substance cristalline, l'oxydomorphine $C^{68}H^{36}Az^{2}O^{12},3H^{2}O^{2}$. Ce corps, insoluble dans l'eau, l'alcool, l'éther et le chloroforme, est un dérivé de déshydrogénation, deux molécules de morphine perdant un équivalent d'hydrogène par oxydation et s'unissant ensemble (Broockmann et Polstorff[1]).

Fulmi-coton. — Ce corps, employé pour la préparation du collodion, se décompose au contact de l'air et de la lumière. M. De Luca[2] a étudié les diverses phases du phénomène : 1° le coton-poudre se contracte lentement sans perdre sa forme et sa structure ; 2° après quelques jours, il commence à se ramollir, se convertit en une matière gommeuse qui adhère aux doigts et n'offre plus la structure microscopique du coton; 3° après un temps plus ou moins long, selon la température, il se dilate, se boursoufle et prend un aspect poreux; 4° il perd son aspect gommeux et sa coloration jaunâtre, devient fragile et acquiert la blancheur du sucre. Pendant les trois premières phases, il y a un dégagement abondant de vapeurs nitreuses, d'acide acétique, d'acide prussique ; ce dégagement augmente surtout pendant la troisième; il diminue et disparaît pendant la quatrième. Les

[1] *Ber. der deutsch. chem. Gesellsch.*, tom. XIII, pag. 92, 1880.

[2] *Compt. rend*, 1864, et *Journ. de Pharm. et de Chim.* (3), tom. XLVI, pag. 430.

quatre phases exigent cinq mois environ. La matière blanche qui prend naissance est acide, pulvérulente, soluble dans l'eau ; elle est formée de matières gommeuses, de glucose (14 °/₀ de la pyroxyline primitive), d'acide oxalique et d'acide formique.

Chloroforme. — Le chloroforme entièrement pur ne s'altère pas au contact de l'air, même au soleil ; mais, en présence de certaines impuretés, il subit des modifications qui rendent son emploi très dangereux. Les opinions ont beaucoup varié sur la nature et les causes de ces altérations. Les premiers auteurs ont considéré la présence de l'eau comme la cause de la décomposition du chloroforme ; de l'acide chlorhydrique, du chlore et même de l'acide hypochloreux prennent naissance dans ces conditions, d'après Rosny ; pour M. Jaillard [1], il se forme de l'acide chlorhydrique et de l'acide formique. Pour les uns, cette décomposition est provoquée par la lumière et la chaleur (Maisch, Schacht, Jaillard); pour d'autres, l'action seule de l'air est capable de la produire (Rosny, Rump). Les travaux de Personne [3] ont jeté le jour sur cette question. Ce chimiste a d'abord reconnu que l'altération du chloroforme est indépendante de la présence de l'eau et qu'elle est due tout entière à une impureté. Ayant été conduit par l'analyse à admettre que les vapeurs acides qui se dégagent sont formées par le gaz chloroxycarbonique, il a d'abord attribué la formation de ce corps à la décomposition, sous l'influence de la radiation, de l'éther chloroxycarbonique $C^2Cl(C^4H^5)O^4$, composé qui se formerait en même temps que le chloroforme et passerait à la distillation avec lui. Mais des recherches ultérieures l'ont conduit à la vraie solution. L'altération du chloroforme est due simplement à la présence du chloral dans ce

[1] *Gaz. méd. de l'Algérie,* 1875, et *Journ. de Pharm. et de Chim.* (4), tom. XXII, pag. 305.

[2] *Arch. de Pharm.*, oct. 1874, pag. 313.

[3] *Th. pour le Doct. ès Scienc.* Paris, 1876. Voir aussi Soubeiran et Regnauld ; Traité de Pharm., 8e éd., pag. 800. Paris, 1875.

corps obtenu par le procédé Soubeiran; par l'action du chlorure de chaux, l'alcool se transforme en chloral; ce corps est à son tour décomposé par la chaux en chloroforme et acide formique; mais la décomposition peut n'être pas complète et un peu de chloral passe à la distillation. Or ce corps dégage constamment des vapeurs d'acide chloroxycarbonique sous l'influence lumineuse.

Pour Personne, l'oxygène de l'air n'est pas nécessaire, mais les recherches ultérieures de M. Regnauld[1] ont montré que les deux agents sont indispensables à la production du phénomène; en outre, la présence de l'eau facilite la décomposition (Chastaing[2]). Le rôle des diverses radiations a été établi par M. Chastaing : en hiver, dans l'obscurité et à la radiation rouge, aucune altération ne se produit avec le chloroforme renfermant du chloral anhydre; mais dans les tubes exposés aux rayons bleus-violets, il se forme un cercle jaunâtre très marqué à la limite du liquide ; le chloroforme contenant de l'hydrate de chloral s'altère même dans les rayons rouges.

Phénol. — Le phénol se colore parfois en rose lorsqu'il est soumis à l'action de la lumière. MM. Hager[3] et Mayer[4] ont attribué cette coloration à l'action du nitrite d'ammoniaque contenu dans l'atmosphère; ces auteurs ont d'ailleurs remarqué qu'elle ne se produit pas dans des vases hermétiquement clos et préservés du contact de l'air. M. Fabini[5] a cru pouvoir affirmer qu'elle était due à un composé de phénol, de cuivre et d'ammoniaque, le cuivre provenant des appareils qui servent à la préparation du corps. Mais l'absence de cuivre dans l'acide

1 *Journ. de Pharm. et de Chim.* (5), 1882.
2 *Thèse de l'École sup. de Pharm.*, pag. 53. Paris, 1878.
3 *Pharm. Centralblatt.*, 1880.
4 *Journ. de Pharm. d'Anvers*, 1881.
5 *Pharmaceut. Zeitung*, 1881.

phénique a été démontrée par M. Hoffmann. M. Meyke [1], d'autre part, a attribué cette coloration au plomb renfermé parfois dans le cristal des flacons : il a observé la présence de ce métal dans le verre de deux bouteilles contenant du phénol coloré et son absence dans des flacons où le phénol était resté incolore ; il a constaté en outre que l'acide phénique peut dissoudre non seulement le plomb, mais les autres constituants du verre. Enfin M. Langbeck a conclu de ses expériences que la lumière pouvait transformer directement l'acide phénique en acide rosolique, qui communiquerait au phénol altéré sa coloration rose. Mais on sait par expérience que le phénol bien préparé et absolument pur ne se colore pas, dans quelque condition qu'on le place. Il faut donc admettre que l'altération est due à un élément étranger. Sans recourir aux hypothèses énumérées plus haut, il nous paraît plus simple d'admettre que cet élément étranger est du crésylol. Ce corps possède un point d'ébullition très voisin de celui du phénol. Or on sait [2], d'une part, que le phénol incomplètement purifié s'accompagne toujours d'une petite proportion de crésylol, et, d'autre part, que l'acide rosolique prend naissance dans l'oxydation d'un mélange de phénol et de crésylol. Il est donc naturel d'attribuer à ce corps l'altération de l'acide phénique. Les expériences de M. Chastaing [3] ont d'ailleurs démontré que cette altération résulte bien d'une oxydation due à l'influence simultanée de l'air et de la lumière : dans l'obscurité, la coloration n'apparaît pas d'une manière sensible ; dans le rouge, elle ne commence à se manifester qu'au bout de quelques mois ; dans le violet, elle apparaît très rapidement. La chaleur favorise cette altération (Heintz [4]).

1 *Pharm. Zeit. für Rüssland,* tom. XXII, pag. 425, 1883.

2 Voir Berthelot et Jungfleisch ; *Chimie organique,* 2e éd. tom. I, pag. 462 et 467. Paris, 1881.

3 *Ann. de Chim. et de Phys.* (5), tom. XI, 1877.

4 *Arch. der Pharm.*, 1876.

§ III. Fixation d'eau et d'acide carbonique sur les oxydes basiques et acides.

Un certain nombre d'anhydrides acides attirent l'eau énergiquement pour former des acides hydratés dont les propriétés physiques et chimiques sont différentes ; nous citerons, parmi ceux qui intéressent le plus le pharmacien, l'*anhydride chromique*, l'*anhydride arsenique* et l'*anhydride phosphorique.*

Le *chloral* et le *bromal* se transforment de la même manière en chloral et bromal hydratés.

Un certain nombre d'oxydes métalliques peuvent absorber ainsi de l'eau, mais dans l'air ordinaire ils fixent en même temps l'acide carbonique. Les *oxydes de potassium*, de *sodium*, de *calcium*, de *baryum*, de *plomb* et d'*argent*, se transforment en carbonates ; il en est de même de la potasse, de la soude, de la chaux et de la baryte hydratées. On a admis que les oxydes anhydres se combinent d'abord avec l'eau pour former des hydrates, et que l'acide carbonique se combine ensuite avec ceux-ci en déplaçant l'eau. Il se peut que les choses se passent ainsi dans l'air ordinaire, mais dans un air sec la combinaison directe de l'acide carbonique avec l'oxyde anhydre peut avoir lieu.

Dans le cas des bases hydratées, l'acide carbonique doit toujours déplacer l'eau.

L'*oxyde de zinc* et la *magnésie calcinée* se combinent à la fois avec l'eau et l'acide carbonique pour former le premier un mélange de carbonate et d'hydrocarbonate de zinc, la seconde de l'hydrocarbonate de magnésie.

Les dissolutions de ces bases absorbent également l'acide carbonique ; la seule qui soit médicinale est l'*eau de chaux.* Elle se recouvre, au contact de l'air, d'une pellicule cristalline de carbonate de chaux qui se précipite au fond du flacon ; la transformation est complète au bout de très peu de temps dans un vase ouvert.

§ IV. Combinaisons des corps associés dans un même médicament.

Eau chlorée. — La combinaison spontanée du chlore et de l'hydrogène soumis à l'influence de la lumière est l'exemple plus connu de ce genre d'action chimique. Nous en rapprocherons l'altération de la dissolution aqueuse de chlore : elle se produit dans les mêmes conditions et aboutit au même résultat. L'*eau chlorée* conservée dans l'obscurité reste inaltérée. A la lumière diffuse, il se forme de l'acide chlorhydrique et l'oxygène se dégage (Gay-Lussac et Thénard). Il peut se former en même temps un peu d'acide chlorique[1], par une réaction secondaire de l'oxygène mis en liberté.

Teinture d'iode. — L'action décomposante que l'iode exerce sur l'alcool dans la teinture d'iode peut être rattachée au phénomène précédent. Les premières expériences sur l'altération[2] de ce médicament sont dues à Guibourt : l'illustre pharmacologiste constata qu'après trois à quatre mois de conservation une partie de l'iode avait disparu ; après un an, la teinture ne précipitait plus par l'eau. Il admit que l'iode avait séparé de l'alcool un équivalent d'hydrogène pour former de l'acide iodhydrique qui, s'unissant à l'iode libre, donnait naissance à de l'acide iodhydrique ioduré non précipitable par l'eau ; que, d'autre part, l'alcool avait remplacé l'hydrogène perdu par de l'iode pour former de l'éther iodhydrique, qui ne précipite pas non

[1] Wittwer, *Poggend. Ann.*, tom. XCIX, pag. 597 ; Bunsen et Roscoe, *Poggend. Ann.*, tom. XCVI, pag. 373 et tom. XCVIII, pag. 304.

[2] *Journ. de Pharm. et de Chim.* (3), tom. X, pag. 113, 1846, et *Bull. Ac. de Médec.*, tom. XI, pag. 374.

plus par l'eau. Gopel [1] confirma les idées de Guibourt : l'iode réagissant sur l'alcool, il se forme de l'acide iodhydrique et de l'éther iodhydrique : $C^4H^6O^2+I^2=C^4H^5I+IH+O^2$. Cette réaction met de l'oxygène en liberté ; mais on sait que l'éther iodhydrique est très instable et s'oxyde rapidement à la lumière : l'oxygène se porte sur lui pour régénérer de l'alcool et précipiter de l'iode : $C^4H^5I+O+HO=C^4H^6O^2+I$.

La formation d'éther iodhydrique n'influerait donc en rien sur la déperdition de la teinture en iode. Ajoutons cependant que M. Carles [2] n'a pu constater la présence de l'éther iodhydrique. L'altération est très lente dans l'obscurité : 1/100 de l'iode seulement avait disparu après trois mois de conservation, suivant Gopel ; d'après M. Commaille [3], elle serait presque nulle dans ces conditions.

A la lumière diffuse, elle est plus rapide ; après trois mois, suivant Gopel, 10/100 d'iode étaient entrés en combinaison et, d'après M. Carles, une teinture préparée depuis dix mois contenait 1,12 d'acide iodhydrique pour 100 de teinture. La décomposition est plus énergique à la lumière blanche qu'à la lumière rouge (Commaille) ; on n'a pas étudié l'effet des rayons violets.

Eau de Rabel. — Les modifications progressives que subit le mélange d'alcool et d'acide sulfurique consistent en une formation d'acide sulfovinique : $C^4H^6O^2+S^2O^6H^2O^2=C^4H^4(S^2O^6H^2O^2)+H^2O^2$. La part de la lumière dans cette action chimique est très faible ; appréciable au début, elle diminue de plus en plus et peut être considérée comme nulle même avant d'arriver à la limite d'éthérification (Chastaing [4]).

[1] *Pharmaceut. Journ.*, 1850.
[2] *Bull. de la Soc. de Pharm. de Bordeaux*, tom. XIV, pag. 169, 1874.
[3] *Journ. de Pharm. et de Chim.* (3), tom. XXXV, pag. 409, 1859.
[4] *Ann. de Chim. et de Phys.* (5), tom. XI, 1877.

La transformation est du reste très lente, la constitution initiale du médicament étant :

Acide sulfurique.	0,443
Alcool et eau (90°°).	1,330
	1,773

Après quatre ans de conservation, on a trouvé :

Acide sulfurique..................	0,211
Acide sulfovinique	0,345
Alcool et eau.	1,217
	1,773

Les 52/100 de l'acide étaient donc entrés en combinaison pour former de l'acide éthylsulfurique. Il en résulte que l'eau de Rabel perd avec le temps son efficacité comme agent de coagulation, l'acide sulfovinique ayant un pouvoir coagulant bien inférieur à celui de l'acide sulfurique (Fleury).

L'acide azotique et l'acide chlorhydrique alcoolisés se modifient peu à peu d'une manière analogue.

Éthiops minéral. — Ce médicament récemment préparé est constitué par un mélange de mercure métallique, de soufre et de sulfure mercurique. Il noircit avec le temps parce que le mercure finit par se combiner complètement avec le soufre ; il n'est plus constitué alors que par un mélange de soufre et de sulfure mercurique (Mitscherlich). Dans ce cas, il est absolument inerte : l'éthiops n'agit en effet que par le mercure divisé qu'il renferme.

CHAPITRE VI.

Action réciproque des corps minéraux et organiques.

La lumière seule, agissant sur les composés minéraux, tend à les dédoubler ; la lumière et l'oxygène atmosphérique oxydent les corps carbonés ; mais, si à côté du corps carboné se trouve un composé minéral pouvant céder de l'oxygène, l'oxydation de la matière organique se fait aux dépens de ce dernier, sans que l'air intervienne ; bien plus, si le minéral est irréductible par la lumière seule, le contact de la matière organiqne peut provoquer sa réduction. Avec les combinaisons haloïdes des métaux, le phénomène se passe de la même manière : le corps réducteur, dans le cas d'un chlorure, par exemple, lui enlève du chlore et fournit, sous l'influence de ce dernier, des produits de décomposition variables suivant les corps. Telle est, sans tenir compte des réactions accessoires, la marche générale du phénomène.

Ajoutons qu'avec les composés métalliques peu stables, la décomposition peut s'opérer sans le concours de la lumière, mais avec moins d'énergie.

§ I. Cas des composés mixtes renfermant un élément minéral et un élément carboné.

Les substances médicamenteuses altérables qui appartiennent à cette catégorie ne sont ni très nombreuses, ni très importantes.

Sels ferriques. — Les sels ferriques à acide organique ne tardent pas à être réduits en sels ferreux lorsqu'on les expose en solution à la lumière ; une partie de l'acide est en même temps brûlée. Nous citerons, avec Herschell [1], le *tartrate* et le *citrate de fer ammoniacal*. La décomposition n'a été étudiée complètement qu'avec l'oxalate ferrique, qui n'a pas d'emploi pharmaceutique, mais dont on a voulu se servir pour mesurer la force chimique contenue dans la lumière du soleil [2]. Suivant Döbereiner [3], le *peroxalate de fer* exposé aux rayons lumineux se transforme en oxalate ferreux et dégage de l'acide carbonique : $Fe^2O^3. (C^2O^3)^3 = 2FeO. C^2O^3 + 2CO^2$. Le fer est donc réduit et un équivalent d'acide oxalique est brûlé ; l'oxalate ferreux insoluble se précipite.

Le *ferricyanure de potassium* se conduit, d'après M. Chastaing [4], comme un mélange de matière organique et métallique. Les solutions s'altèrent à la longue et deviennent aptes à précipiter les persels de fer par suite de la formation de ferrocyanure. L'oxygène atmosphérique n'est pour rien dans la réaction, qui est due tout entière à la lumière (Vogel et Kirmayer [5]). Les rayons les plus efficaces pour produire cette altération sont les rayons violets; mais, le ferrocyanure s'oxydant à mesure qu'il se forme, sous l'action des rayons mêmes qui lui donnent naissance, il semble en définitive que toutes les radiations ont sur le ferricyanure un égal pouvoir réducteur (Chastaing).

Le *nitroprussiate de soude*, que nous pouvons rattacher au sel précédent, donne également un précipité de bleu de prusse lorsqu'on expose sa solution à la lumière (Roussin [6]).

Sels de mercure. — On n'a constaté que l'altération du *tartrate* et de l'*acétate mercureux*. Ces sels noircissent à la lumière

[1] *Philosoph. Transact.* (2), 1842, pag. 181.
[2] Marchand, *Ann. de Chim. et de Phys.* (4), tom. XXX, pag. 302.
[3] Sec. Marchand, *loc. cit.*; Draper, *Pharmac. Journ.*, 1851.
[4] *Ann. de Chim. et de Phys.* (5), tom. XI, pag. 203.
[5] *Neues Repertor. f. Pharm.*, XI, pag. 356, 1863.
[6] *Journ. de Pharm. et de Chim.* (3), tom. XLIV, pag. 480, 1863.

sous l'action réductrice exercée par l'acide aux dépens de l'oxygène de la base.

§ II. Mélanges de matières minérales et organiques.

Un certain nombre de sels minéraux, stables par eux-mêmes, se dédoublent au contact des matières organiques qu'on leur associe parfois dans la pratique pharmaceutique ou qui viennent accidentellement à leur contact.

Sels de fer. — On a surtout étudié le *perchlorure de fer*, seul composé ferrique dont l'emploi soit fréquent. Berzélius avait déjà observé qu'une solution alcoolique de chlorure ferrique se décolore à la umière, qu'il se dépose de l'oxyde de fer et qu'il se forme du protochlorure. Vogel [1] constata que le même sel dissous dans l'éther se décolorait bien plus promptement derrière un verre rouge et déposait des cristaux blancs de protochlorure. M. Chastaing a montré en outre que, si d'une part les radiations violettes font passer au minimum le chlorure ferrique, ce sont les rayons rouges qui forment un peu de sesquioxyde de fer.

Ces observations suffisent à expliquer la décoloration de la *teinture de Bestùchef* exposée à la lumière. En présence du mélange éthéro-alcoolique, le perchlorure est ramené à l'état de protochlorure avec formation d'acide chlorhydrique, dont une partie se transforme aussitôt en éther chlorhydrique.

Le médicament constitue sous cette nouvelle forme les gouttes blanches de Bestuchef. Ces dernières reprennent leur coloration jaune dans l'obscurité par une réaction inverse, l'acide chlorhydrique resté libre dissolvant de nouveau le protochlorure ; mais, comme il n'est plus en quantité suffisante pour reproduire tout le perchlorure détruit, il reste un peu de chlorure ferreux qui

[1] *Journ. de Pharm.*, tom. I, pag. 193, 1815.

finit par s'oxyder à l'air et former de l'oxychlorure de fer. On a alors la vraie teinture de Bestuchef des anciens ; sa préparation durait six mois [1].

Le *sirop de perchlorure de fer* subit des transformations analogues. Lorsqu'il vient d'être préparé, il a une couleur jaune d'or, une saveur astringente, puis atramentaire; il coagule l'albumine. Après un temps qui varie suivant l'intensité lumineuse, il perd sa couleur, ne précipite plus par le ferrocyanure de potassium et ne coagule pas l'albumine. Il s'est formé du chlorure ferreux ; en même temps le sucre s'est interverti (Duroy [2], Comar [3]).

Sels de mercure. — Le *calomel* s'altère sous l'influence seule de la lumière; lorsqu'on l'associe à des matières organiques, sa décomposition est bien plus rapide.

Le *chlorure mercurique* est très stable dans les conditions ordinaires ; au contact des matières organiques, il passe rapidement à l'état de chlorure mercureux. C'est à une cause de ce genre qu'il faut évidemment rapporter le dépôt de calomel que la solution aqueuse de sublimé présente après une longue conservation : les poussières organiques de l'atmosphère, arrivant peu à peu au contact du liquide, ont joué le rôle d'agents réducteurs.

Une solution de bichlorure additionnée d'acide oxalique ou d'oxalate d'ammoniaque donne à la lumière du protochlorure et de l'acide chlorhydrique ; il se dégage en même temps de l'acide carbonique [4]. On a proposé d'utiliser cette réaction pour préparer le calomel [5]. D'après Vogel [6], le même sel dissous dans

[1] Guibourt, Pharm. raisonnée, 1834, tom. II, pag. 91 ; Soubeiran et Regnauld, Traité de Pharm., 1875, tom. II, pag. 604 ; Bourgoin, Pharmacie galénique, 1880, pag. 323.

[2] *Journ. de Pharm. et de Chim.* (3), tom. XXXVII, pag. 321, 1860.

[3] *Journ. de Pharm. et de Chim.* (3), tom. XXXIX, pag. 287, 1861.

[4] Becquerel, La Lumière, tom. II, pag. 69, 95, 1870.

[5] Uloth, *Year book of Pharm.*, pag. 185, 1871.

[6] *Journ. de Pharm.*, tom. I, pag. 193, 1815.

l'éther et exposé au soleil derrière un verre bleu, laisse précipiter du calomel et du carbonate mercureux, l'éther ayant été en partie brûlé. Mais il est un médicament dans lequel le bichlorure de mercure est constamment associé à une substance organique : c'est la liqueur de Van Swieten (solution aqueuse alcoolisée). Cette préparation laisse toujours déposer au bout d'un certain temps d'exposition à la lumière diffuse une quantité de calomel de plus en plus considérable.

Nous placerons à côté de cette altération la transformation en calomel que subit le sublimé introduit dans le sirop de salsepareille simple et dans le sirop de Cuisinier (Boullay [1]). Suivant les observations de Mialhe et de Lepage [2], le sucre de canne ne produit pas cette réduction, tandis que le glucose l'opère rapidement. Mais on sait que les solutions de saccharose s'intervertissent à la lumière ; d'ailleurs, les matières extractives contenues dans les deux sirops suffisent sans doute à provoquer l'altération.

Sels d'argent. — L'oxyde d'argent et les sels argentiques se réduisent aisément au contact des substances organiques. Nous signalerons surtout l'altération du nitrate d'argent, qui est le seul de ces composés dont l'usage soit fréquent.

Hermbstädt observa le premier qu'une solution étendue de ce sel devient rouge au bord de la mer, et attribua la cause de cette altération à un principe gazeux contenu dans l'air. Vogel, adoptant d'abord cette opinion, crut qu'il y avait dans l'air des traces de chlorures qui agissaient.

Zimmermann attribua plus tard ce changement à une matière végéto-animale particulière, qu'il appela *pyrrhine*, et qu'il voyait apparaître dans les solutions. Mais Vogel [3] démontra plus tard

[1] *Journ. de Pharm. et de Chim.* (3), tom. VIII, pag. 190, 1845. Le travail antérieur de Boullay y est analysé.

[2] *Journ. de Pharm. et de Chim.* (3), tom. VIII, pag. 61, 1845.

[3] *Journ. de Pharm.*, tom. XV, pag. 124, 1829.

expérimentalement que toute matière organique a la propriété de décomposer une solution de nitrate d'argent en présence de la lumière.

C'est à l'action des poussières atmosphériques de nature organique que les cristaux et les solutions de nitrate d'argent doivent la propriété de se réduire spontanément et de noircir lorsqu'on les conserve à l'air et à la lumière.

Sels d'or. — Tous les composés auriques, et en particulier le chlorure d'or et de sodium, qui est le plus usité en médecine, se réduisent et déposent de l'or métallique au contact des matières organiques.

Les diverses préparations galéniques de ces composés (sirops, pilules, etc.) perdent très rapidement leur principe actif.

Sous-nitrate de bismuth. — Lorsqu'on prépare ce corps, il faut avoir soin de le dessécher à l'abri de la lumière, car il se réduit et se colore en gris violacé au contact du papier et des matières organiques, sous l'influence de la radiation [1].

Acide chromique et chromates. — L'acide chromique en solution alcoolique étendue se réduit à la température ordinaire et laisse déposer un hydrate de chrome ; l'alcool s'oxyde et donne de l'aldéhyde et de l'acide acétique [2].

Les bichromates alcalins se décomposent de la même manière; un papier imprégné de bichromate de potasse se colore en brun [3].

Des poussières organiques produiraient, à la longue, les mêmes effets.

Le *permanganate de potasse* subit une décomposition semblable dans les mêmes conditions.

Arsénites alcalins. — Nous avons vu, dans le Chapitre précé-

[1] Soubeiran et Regnauld, Traité de Pharm., 1875, pag. 651.

[2] Pouton, *Biblioth. de Genève,* nouv. sér., tom. XXIII, pag. 414 ; Becquerel, *Compt. rend.,* tom. X. pag. 469.

dent, que les solutions d'arsénites alcalins renfermaient bientôt de l'arséniate, par suite de l'oxydation du sel. M. Bretet[1] a étudié l'influence des matières organiques sur ces corps. Il a conservé un an *à l'abri de l'air et de la lumière*, d'une part une solution d'arsénite dans l'eau distillée et d'autre part de la liqueur de Fowler, qui renferme normalement de l'alcoolat de mélisse. La première est restée inaltérée, la seconde a perdu 3,7 d'acide arsénieux. En exagérant la dose d'alcoolat, la quantité d'arsenic perdu augmente. Au fond du flacon, on trouve un produit solide sous forme de paillettes irisées, dont les réactions se rapportent à l'arsenic. Il y a donc eu réduction du sel. On doit conclure, de cette expérience et de ce que nous avons constaté précédemment, que la solution de Fowler conservée à la lumière et en présence de l'air subit deux influences contraires : l'arsénite tend à s'oxyder par l'action seule de la lumière et de l'air et à se réduire par l'action de la matière organique. Mais, dans les conditions ordinaires, l'action oxydante l'emporte sur l'action réductrice.

[1] *Journ. de Pharm. et de Chim.* (4), tom. XXX, pag. 355, 1879.

CHAPITRE VII.

Fermentations.

Pour être conforme à la méthode que nous avons suivie jusqu'à présent, nous devrions grouper les diverses fermentations d'après les effets chimiques qu'elles provoquent : hydratation, dédoublement, réduction, oxydation. Mais, comme un même corps peut subir ces diverses modifications et que, d'autre part, un même ferment peut produire des effets variables suivant les conditions dans lesquelles il végète, mieux vaut étudier successivement les diverses substances fermentescibles et les altérations que les ferments peuvent y produire.

Tous les phénomènes que nous allons passer en revue n'ont pas été observés chez des médicaments chimiques proprement dits : c'est ainsi que les solutions sucrées sont plutôt du ressort de la pharmacie galénique. Mais les sucres, comme les huiles d'ailleurs, étant des substances chimiquement définies, nous n'avons pas cru devoir les écarter de notre cadre, à cause des observations importantes auxquelles ils ont donné lieu. Il en est de même de toutes les fermentations que nous signalerons à propos d'un corps déterminé : on n'est pas exposé à les voir toutes apparaître spontanément dans des liquides d'ordinaire assez purs. Nous en parlerons néanmoins, afin de présenter un résumé de la question aussi fidèle que possible.

§ I. Substances organiques.

Sucres. — Les matières sucrées sont susceptibles de subir des fermentations de divers ordres. La plus importante est la *fermentation alcoolique*.

Parmi les sucres capables de fournir de l'alcool, les uns peuvent se transformer directement, les autres doivent d'abord s'hydrater, puis se dédoubler. Les premiers comprennent le glucose le lévulose, le maltose, le lactose ; les seconds renferment le saccharose, le mélitose, le tréhalose, le mélézitose, etc.

Les agents de la fermentation alcoolique appartiennent à des groupes divers. Ceux dont le rôle est le plus considérable appartiennent au genre *Saccharomyces* : les *S. cerevisiæ*, *ellipsoïdeus*, *exiguus*, *Pastorianus*, etc., sont les espèces les plus communes ; le *S. Mycoderma* (fleurs de vin) peut encore jouer le rôle de ferment alcoolique quand il est immergé [1]. La fermentation alcoolique peut se produire aussi sous l'influence des moisissures. Les *Mucor circinelloïdes*, *racemosus*, etc., le *Penicillium glaucum*, l'*Aspergillus niger* [2] peuvent provoquer la formation d'alcool lorsqu'on les prive du libre contact de l'air en les plongeant dans un liquide sucré.

Quel est le rôle chimique de ces divers ferments ? Lavoisier et plus tard Gay-Lussac ont observé les premiers la production de l'acide carbonique et de l'alcool ; Schmidt a signalé la présence de l'acide succinique ; enfin M. Pasteur [3] a établi la vraie formule de la réaction. Sous l'influence des *Saccharomyces*, le glucose et les sucres du même groupe donnent de l'alcool, de l'acide carbonique et de la glycérine. Sur 100 parties de sucre, 95 donnent : $C^{12}H^{12}O^{12} = 2C^4H^6O^2 + 4CO^2$ et 4 environ fournissent de l'acide succinique et de la glycérine, suivant l'équation : $49C^{12}H^{12}O^{12} = 12C^8H^6O^8 + 72C^6H^8O^6 + 60CO^2$.

Les moisissures se conduisent de même, mais la quantité d'alcool qui prend naissance est un peu plus faible ; nous ajouterons

[1] Pasteur, Études sur le vin. Paris, 1875; Rees, *Botanische Zeitung*, 1869, pag. 104.

[2] Pasteur, *Compt. rend.*, tom. LXXV, pag. 786; Hoffmann, *Ann. des Sc. nat.* (4), tom. XIII ; Gayon, *Compt. rend.*, tom. LXXXVI, pag. 52.

[3] *Ann. de Chim. et de Phys.* (3), tom. LVIII, pag. 330.

que la présence de la glycérine dans les produits de la fermentation par le *Mucor racemosus* a semblé douteuse à M. Fitz, tandis que la distillation du liquide fermenté lui a donné un peu d'aldéhyde. La fermentation produite par les moisissures s'arrête d'ailleurs assez vite et laisse en général la moitié du sucre intacte.

Le saccharose et les sucres analogues doivent être dédoublés avant de pouvoir subir la fermentation : $C^{24}H^{22}O^{22} + H^2O^2 = C^{12}H^{12}O^{12} + C^{12}H^{12}O^{12}$. Le glucose et le lévulose ainsi formés se décomposent ensuite à la manière ordinaire. Ce dédoublement est produit par tous les *Saccharomyces*. Il résulte de l'action d'un ferment soluble sécrété par la levûre et auquel M. Berthelot, qui l'a isolé le premier, a donné le nom d'invertine. M. Béchamp et M. Gayon[1] ont constaté aussi le pouvoir inversif des moisissures. Mais toutes ne possèdent pas cette faculté : tandis que le *Penicillium glaucum*, l'*Aspergillus niger*, transforment le sucre de canne, les *Mucor* sont sans action sur lui.

Les conditions générales de la fermentation alcoolique établies, il faut se demander si elle peut se manifester spontanément dans des solutions de sucre pur abandonnées à l'air. La diffusion des germes de ferments est assez grande pour qu'un tel résultat se produise, et parmi eux, les plus abondants, c'est-à-dire les spores de moisissures, auront le plus de chances pour se développer (Pasteur, Miquel), surtout si le milieu fermentescible est neutre ou acide. L'expérience vient d'ailleurs confirmer ces observations. M. Béchamp[2] ayant abandonné à l'air une solution de 16,365 de sucre de canne dans 100 gram. d'eau distillée, a constaté que des myceliums de moisissures apparaissent bientôt en même temps que la proportion de saccharose diminue : la solution marquait le 16 mai 23°,88; les moisissures apparaissent au mois de juin; en août, la solution ne marque plus que 17°,28, et le 3 février de l'année suivante 7°,80; deux solutions addi-

[1] *Compt. rend.*, tom. LXXXVI, pag. 52.

[2] *Journ. de Pharm. et de Chim.* (3), tom. XXVII, 1855, et XXXIII, pag. 210.

tionnées de créosote et de sublimé corrosif ne présentaient pas de moisissures et avaient conservé leur titre primitif. Quand la fermentation alcoolique survient à son tour, elle ne se prolonge jamais longtemps, parce qu'une solution ne renfermant que de la matière sucrée n'est pas un milieu nutritif assez riche ; il faut, pour que le ferment atteigne son développement normal, qu'il ait à sa disposition, outre le sucre, des matières minérales et des substances azotées en quantité suffisante. Si la solution de sucre est accompagnée de matières médicamenteuses organiques, comme cela a lieu pour les sirops, les potions, etc., la fermentation s'accomplit régulièrement. Mais nous n'avons pas à nous occuper de ces formes médicamenteuses.

Sous l'influence d'un ferment spécial appartenant au groupe des Bactériens (*Bactéridie glaireuse* de Davaine), les solutions sucrées additionnées de matières organiques prennent une consistance visqueuse. Cette fermentation, signalée d'abord par M. Péligot, a été étudiée par M. Pasteur [1]. Ce dernier a été conduit à admettre qu'il y a deux espèces de fermentation visqueuse dues chacune à un ferment spécial. Quoi qu'il en soit, le phénomène tel qu'il se produit dans les conditions ordinaires donne naissance, en partant du saccharose, à l'équation suivante [2] :

$$25C^{24}H^{22}O^{22} + 25H^2O^2 = 12C^{24}H^{20}O^{20} + 24C^{12}H^{14}O^{12} + 12C^2O^4 + 12H^2O^2.$$

Pour 100 p. de sucre, il se fait environ 51 p. de mannite, 45 p. de gomme et 6 p. d'acide carbonique. La gomme obtenue se rapproche plus de la dextrine que de l'arabine, car l'acide azotique la transforme en acide oxalique sans produire d'acide mucique.

Nous signalerons encore la transformation de certains sucres (sucre de lait, sucre de raisin) en acide lactique sous l'action

[1] *Bull. de la Soc. chim. de Paris,* 1861.

[2] SCHÜTZENBERGER, Des fermentations. Paris, 1876.

d'une bactérie que M. Davaine rapproche du *Bacterium termo*, tandis que M. Boutroux [1] l'identifie avec le *Mycoderma aceti*, ferment du vinaigre. Cet organisme se développe très bien dans les solutions sucrées renfermant un peu de matière azotée, dans le petit-lait par exemple. Le rôle chimique du ferment consiste à produire dans la molécule du glucose une simple modification isomérique : $C^{12}H^{12}O^{12} = 2C^6H^6O^6$. Le plus souvent on observe cependant un dégagement de gaz, parce qu'il est rare que le ferment butyrique ne se développe pas en même temps, ce qui donne lieu à une production d'hydrogène et d'acide carbonique. Quand l'acidité du liquide dépasse 1,5 d'acide lactique par 100^{cc} de liqueur, la fermentation s'arrête.

Les matières sucrées sont encore propres au développement du ferment butyrique [2], qui les détruit directement (glucose), ou après les avoir interverties (saccharose, lactose), à l'aide d'une diastase. Sous l'influence du *Bacillus Amylobacter* Van Tiegh., ces corps donnent naissance à de l'acide butyrique, de l'aide carbonique et de l'hydrogène : $C^{12}H^{12}O^{12} = C^8H^8O^4 + 2\,C\,O^4 + H^4$. Le végétal ne peut d'ailleurs vivre et fonctionner que dans des solutions privées d'oxygène : il est anaérobie. Voilà pourquoi la fermentation butyrique se superpose souvent à d'autres fermentations.

Signalons enfin, pour être complet, la transformation de glucose en acide zymogluconique $C^{12}H^{12}O^{14}$ sous l'action du *Micrococcus oblongus* (Boutroux [3]).

Les substances solides sont en général à l'abri du développement de végétaux. Cependant M. Payen [4] a observé sur le sucre solide l'apparition de très petites taches rouges et grises formées

[1] *Compt. rend.*, tom. LXXXVI, pag. 605. Voir aussi Pasteur, *Ann. de Chim. et de Phys.* (3), tom. LII, pag. 407.

[2] Voir Pasteur, *Compt. rend.*, tom. LII, pag. 344 ; Van Tieghem, *Compt. rend.*, tom. LXXXVIII, pag. 205, et LXXXIX, pag. 5.

[3] *Ann. scient. de l'École normale* (2), tom. X, pag. 67, 1881.

[4] *Compt. rend.*, 1856.

par deux espèces de champignons dont le mycélium tapissait les petites cavités que présente la surface du sucre en morceaux ; ces deux plantes ont reçu de Montagne les noms de *Glycyphila elæospora* et *G. erythrospora*, à cause de la couleur de leurs spores. D'après Payen, elles absorberaient et brûleraient le sucre.

Alcool. — L'alcool, lorsqu'il est en solution très étendue, se transforme en acide acétique sous l'action comburante du *Micrococcus aceti*, petite bactérie formée d'articles étranglés au milieu, reliés par une matière de consistance gélatineuse et s'étendant sous forme de voile continu à la surface des liquides où ils se développent. Cette plante fixe l'oxygène sur l'alcool à mesure qu'il traverse son corps, et le convertit en acide acétique qui s'échappe et va remplacer l'alcool dans le milieu extérieur : $C^4H^6O^2+2O^2=C^4H^4O^4+H^2O^2$. Le mycoderme du vinaigre apparaît dans les solutions qui ne renferment pas plus de 8-10 °/₀ d'alcool et se développe d'autant mieux que ces solutions renferment des éléments étrangers, sels minéraux ou matières organiques [1].

Le *Micrococcus oblongus*, agent de la fermentation zymogluconique, opère aussi la transformation de l'alcool en acide acétique.

Enfin le *Saccharomyces mycoderma* peut aussi se développer dans les liquides alcooliques faibles et brûler l'alcool ; mais la combustion est complète ; il ne se forme pas d'acide acétique : $C^4H^6O^2+6O^2=2C^2O^4+3H^2O^2$.

Glycérine. — Ce corps peut devenir le siège du développement de plusieurs sortes d'organismes ; MM. Redtenbacher, Berthelot et Pasteur ont les premiers constaté la propriété qu'il a de fermenter.

[1] Voir Pasteur, Études sur le vinaigre. Paris, 1868.

M. Berthelot [1], ayant abandonné de la glycérine mêlée avec du carbonate de chaux et une matière azotée animale à une température de 40° pendant quelques semaines, reconnut qu'elle s'était décomposée en partie, avec formation d'alcool ordinaire, d'acide butyrique, et probablement d'acide lactique ; de l'acide carbonique et de l'hydrogène se dégageaient en même temps. L'alcool se forme en vertu de l'équation : $C^6H^8O^6 = C^4H^6O^2 + C^2O^4 + H^2$.

M. Fitz [2] a repris les mêmes expériences en opérant sur un mélange de 100 p. de glycérine avec 2,000 p. d'eau, auxquelles il ajoute de très petites proportions de phosphate de potasse, de sulfate de magnésie, de pepsine, et 20 p. de carbonate de chaux. Exposé à une température de 40°, ce mélange fermente en donnant naissance aux corps signalés par M. Berthelot ; il se produit en outre de l'alcool butylique normal et de l'acide caproïque. Les 100 gram. de glycérine employés ont donné 1,3 d'alcool éthylique 7,7 d'alcool butylique, 12,3 de butyrate calcique anhydre. M. Fitz a toujours constaté dans le liquide en voie de fermentation la présence d'un bacterien ayant 2 μ de largeur sur 5-6 μ de longueur, et auquel il a donné le nom de *Bacillus butylicus*. Ce végétal se développe rapidement ; deux jours après l'ensemencement, le dégagement gazeux est considérable, et au bout de dix jours la fermentation est achevée. Cette fermentation se rapproche beaucoup de la fermentation butyrique proprement dite.

M. Berthelot [3] a encore observé que, sous l'action de végétaux microscopiques particuliers qu'il n'a pas déterminés, et en présence de l'air, la glycérine fournit un glucose fermentescible

[1] Voir BERTHELOT et JUNGFLEISCH, *Chimie organique*, tom. I, pag. 306 et 310. Paris, 1880.

[2] *Berichte der deutsch. chem. Gesellsch.*, tom. IX, pag. 1348, 1877, et tom. XV, pag. 865, 1882 ; *Bull. de la Soc. chim. de Berlin*, tom. XX, pag. 472, 1878.

[3] Voir BERTHELOT et JUNGFLEISCH, *Chim. org.*, tom. I, pag. 306, 310. Paris, 1880.

$C^{12}H^{12}O^{12}$, qui semble être un polymère du premier aldéhyde de la glycérine $C^6H^2(H^2O^2)^2(O^2)=C^6H^6O^6$.

Un certain nombre de moisissures peuvent aussi végéter dans la glycérine étendue d'eau. D'après M. Fitz [1], le *Mucor racemosus* s'y développe et le consomme sans donner un produit volatil. Si la solution est riche en glycérine, il se produit une certaine quantité d'alcool. Le ferment cesse alors d'agir et, suivant M. Fitz, se transformerait en spores qui conservent leur forme aussi longtemps qu'on maintient la composition du mélange. Si on enlève l'alcool par distillation et si on restitue les spores au liquide refroidi, on les voit se reproduire par scission et donner la plante primitive. A notre avis, ces spores pourraient bien n'être que les cellules du thalle dissocié du *Mucor*.

Nous avons vu nous-même se développer dans la glycérine étendue de son volume d'eau, un mycélium à filaments cloisonnés que des cultures sur des tranches de pommes de terre nous ont fait attribuer au *Penicillium glaucum*. Mais le court espace de temps pendant lequel nous avons suivi son développement ne nous a pas permis de rechercher la nature des modifications qu'il peut produire dans ce liquide.

Mannite. — La mannite, alcool polyatomique comme la glycérine, peut fermenter par suite du développement de moisissures semblables et donner de l'alcool éthylique, de l'alcool butylique, une petite quantité d'alcools supérieurs, des acides volatils, de l'acide succinique et un acide sirupeux indéterminé (Fitz [2]).

Elle peut aussi subir la fermentation butyrique par le *Bacillus Amylobacter* (Van Tieghem).

Huiles. — Boudet et Pelouze, en 1838, constatèrent les premiers, dans l'huile de palme ancienne, la présence de la gly-

[1] *Bull. de la Soc. chim. de Berlin*, tom. XX, pag. 472 et suiv.

[2] *Bull. de la Soc. chim. de Berlin*, tom. XX, pag. 472.

cérine et des acides oléique et palmitique. Ils admirent aussi que le dédoublement du corps gras s'était produit sous l'influence d'un ferment particulier. M. Frémy, en 1841, attribua à l'influence de la matière albumineuse du cerveau le dédoublement de l'acide oléo-phosphorique que l'on observe dans la décomposition spontanée de cet organe. Plus tard, M. Pelouze montra que les huiles neutres dans les graines oléagineuses se dédoublent facilement en acides gras et glycérine, dès qu'en brisant les cellules on les met en contact avec les substances qui les accompagnent dans les graines ; il constata en outre que ces dernières contiennent un ferment chargé de dédoubler le corps gras.

La faculté que possèdent les huiles de fermenter, était établie par ces observations. Boudet[1] la confirma par de nouvelles expériences. Il exposa à l'air de l'huile de palme seule et de l'huile de palme mêlée avec 1/10 de levûre de bière. La première se décolora, devint acide. Traitée par l'eau bouillante, elle abandonna à celle-ci de la glycérine, de l'acide sébacique et une matière brune acide ; le résidu gras était formé par les acides oléique et palmitique. Il y avait donc eu dédoublement du corps gras et, subsidiairement, oxydation de l'acide oléique avec production d'acide sébacique. Ce phénomène se présente, nous l'avons vu, dans toutes les huiles exposées à l'air et à la lumière sans que la présence d'un ferment paraisse nécessaire. Mais l'huile additionnée de levûre s'était beaucoup plus profondément altérée ; l'acide oléique était détruit sans formation d'acide sébacique ; la matière brune avait pris naissance ; il y avait en outre de la palmitine et de l'acide palmitique.

M. Van Tieghem[2] a, dans ces derniers temps, repris l'étude

[1] *Académie de Médecine*, 12 février 1856.

[2] *Bull. de la Soc. bot. de France*, tom. XXVII, pag. 353, 1880, et tom. XXVIII, pag. 70 et 137, 1881.

de la fermentation des huiles, et en a fait connaître les causes et les conditions. Elle est due d'ordinaire au développement de germes divers introduits accidentellement dans le corps gras.

Dans une huile de ricin où avaient été immergées des graines imbibées d'eau, est apparu un *Saccharomyces* ayant 40 μ de longueur sur 25 μ de largeur, formant des chapelets rameux bourgeonnants, et auquel M. Van Tieghem a donné le nom de *Saccharomyces Olei*. Les cellules de cette plante se développent dans toute l'étendue du liquide sans s'étaler à sa surface. L'huile se trouble, prend un aspect laiteux et se saponifie ; les acides gras se séparent sous forme de grumeaux à structure radiée ou de plaques écailleuses ; il se forme en même temps de la glycérine qu'un lavage à l'eau permet d'extraire. L'huile d'œillette est aussi propre au développement du *Saccharomyces Olei*.

D'autres mycéliums appartenant à des champignons divers peuvent encore se développer dans les huiles. Ils forment des filaments serrés côte à côte et dressés perpendiculairement à la surface, diversement ramifiés, quelquefois continus, mais le plus souvent cloisonnés çà et là et anastomosés. Les principaux végétaux qui les fournissent appartiennent aux groupes des Mucorinées et des Ascomycètes ; ce sont : les *Mucor spinosus*, *pleurocystis*, etc., le *Penicillium glaucum*, quelques espèces indéterminées de *Verticillium*, de *Chætomium*, de *Sterigmatocystis*. Le *Penicillium glaucum*, qui ne fructifie jamais dans les solutions aqueuses, produit dans l'huile ses spores d'un vert glauque.

D'autres Ascomycètes y forment non seulement des conidies, mais aussi des périthèces (espèce indéterminée de *Chætomium*). Les spores de ces moisissures ne viennent pas directement de l'air ambiant, mais sont renfermées dans l'huile même, puisque une huile chauffée à 200° ne fournit plus de mycéliums, même quand on l'expose à l'air. Les huiles de colza, de lin, de pieds de bœuf ne fournissent jamais de végétation, parce qu'elles sont tantôt chauffées au cours de leur préparation (lin, pieds de bœuf), tantôt traitées par l'acide sulfurique (colza).

L'eau est nécessaire au développement des spores; une huile bien préparée et, par suite, absolument exempte d'eau, ne fermente pas. Mais il suffit que la moindre quantité d'eau permette le premier développement de la spore pour que la plante se suffise ensuite à elle-même; elle forme en effet directement, à l'intérieur de son protoplasma et aux dépens de l'hydrogène de l'huile, l'eau dont elle a besoin pour sa croissance; plus tard, à mesure qu'elle vieillit, elle expulse à travers sa membrane une partie de l'eau ainsi produite sous forme de gouttelettes rosées qui perlent à la surface des filaments. L'eau ainsi mise en liberté s'accumule dans l'huile. Cette accumulation explique peut-être l'observation de Th. de Saussure, qui avait vu de l'eau se produire dans l'huile longtemps abandonnée à elle-même.

L'oxygène nécessaire à la respiration des myceliums est emprunté à l'air dissous par l'huile; l'oxygène et l'azote se trouvent en effet en dissolution au sein de celle-ci dans les mêmes proportions que dans l'air. Mais c'est l'huile qui fournit directement le carbone et l'hydrogène. Les matières azotées nécessaires sont généralement contenues dans les huiles imparfaitement épurées du commerce.

Sous l'influence des moisissures, l'huile se saponifie peu à peu et l'on voit des dépôts cristallins d'acides gras se faire sur les filaments myceliens, aux points où ont lieu les suintements rosés de suc cellulaire. Il semble donc que c'est par l'action de ces gouttelettes que l'huile se saponifie, et il est probable [1] qu'elles tiennent en dissolution une saponase sécrétée par le protoplasma et qui agit à la manière de la diastase.

Acides organiques et leurs sels. — Les solutions d'*acide tartrique* et de *tartrates* constituent des milieux très favorables au développement de germes organisés.

[1] Van Tieghem, Traité de Botanique, pag. 520. Paris, 1883.

Nicklès [1] a constaté le premier que l'acide tartrique libre ou combiné avec la potasse donne, en fermentant, de l'acide acétique et de l'acide carbonique. Cette fermentation se produit sous l'influence de diverses moisissures. Il suffit de laisser une solution au contact de l'air pendant quelques jours pour voir apparaître des myceliums appartenant au *Penicillium glaucum*, aux *Aspergillus*, etc. De semblables végétations avaient déjà été signalées par Pereira [2], qui en avait fait des Algues et leur avait donné le nom de *Sirocrocis tartarica*.

L'acide tartrique peut subir encore la fermentation butyrique par le *Bacillus Amylobacter*; dans ce cas, l'acide fermente directement et se dédouble selon l'équation : $2C^8H^6O^{12} = C^8H^8O^4 + 4C^2O^4 + 2H^2O^2$, ou bien se transforme préalablement en acide lactique : $3C^8H^6O^{12} = 2\ C^6H^6O^6 + 6C^2O^4 + H^2$. Cette fermentation a été surtout étudiée sur le tartrate de chaux. Nicklès a constaté qu'il se forme de l'acide carbonique, de l'acide acétique et de l'acide butyrique. M. Pasteur [3] a montré que le tartrate droit est seul susceptible de fermenter, tandis que le tartrate gauche reste inattaqué. Sous l'influence du ferment, le tartrate de chaux insoluble se dissout peu à peu en se décomposant, et à la fin de l'opération on trouve à sa place un dépôt de carbonate de chaux cristallisé. M. Pasteur employait dans cette expérience un mélange de 100 p. de tartrate de chaux, 1 p. de phosphate d'ammoniaque, 1 p. de phosphate de magnésie, 0,5 p. de phosphate de potasse et 0,5 p. de sulfate d'ammoniaque.

Le paratartrate acide d'ammoniaque, sous l'influence du *Penicillium glaucum*, est décomposé en ses tartrates droit et gauche et le sel droit est seul détruit (Pasteur [4])

Enfin l'*émétique* lui-même, lorsqu'il est dissous dans l'eau,

[1] *Thèse de l'École sup. de Pharm.* Strasbourg, 1846.

[2] *Pharmaceut. Journ.*, tom. VII, pag. 343 et 370, 1848.

[3] *Compt. rend.*, tom. LVI, pag. 416.

[4] *Compt. rend.*, tom. XLVI, pag. 615, 1858.

est le siège du développement de mycéliums. Sous leur influence, l'acide est décomposé comme dans les cas précédents et il se dépose de l'oxyde d'antimoine.

Signalons en passant, pour être complet, la fermentation de l'acide tartrique et de la crème de tartre contenus dans les vins. Cette altération se produit surtout après les automnes chauds et pluvieux, lorsque les moisissures envahissent partiellement la grappe. Parmi les corps qui se forment, M. A. Gautier [1] a trouvé de l'acide acétique, des cristaux d'acide tartronique et de l'acide lactique.

L'*acide lactique* et le *lactate de chaux* sont sujets à la fermentation butyrique par le *Bacillus Amylobacter* [2]. Le phénomène est le même que chez les tartrates.

Il en est de même de l'*acide malique* et des *malates* ; ceux-ci peuvent en outre subir une fermentation spéciale qui les transforme en acide succinique. L'*asparagine* et l'*acide aspartique* sont dans le même cas. Piria a observé le premier que le jus de féverole abandonné à lui-même donne du succinate d'ammoniaque, tandis que l'asparagine disparaît. M. Miquel [3] a montré que cette transformation est due au développement du *Bacterium commune*. L'équation qui représente le phénomène est, en partant de l'acide malique : $3C^8H^6O^{10} = 2C^8H^6O^8 + C^4H^4O^4 + 2C^2O^4 + H^2O^2$.

La solution d'*acide citrique* se couvre promptement de moisissures ; on n'a pas recherché quelle est leur action. Mais on a étudié la fermentation butyrique de ce corps. D'après Personne, l'acide citrique, sous l'influence du ferment, fixerait d'abord de l'eau et se dédoublerait en acide lactique, acétique et carbonique : $4C^{12}H^8O^{14} + 2H^2O^2 = 3C^4H^4O^4 + C^6H^6O^6 + 6C^2O^4$; la fermentation butyrique succéderait à cette première phase. Il semble

[1] *Compt. rend.*, tom. LXXXVI pag. 1338.

[2] Pasteur, Études sur la bière, pag. 282. Paris, 1876 ; Van Tieghem, *Compt. rend.*, tom. LXXXVIII, pag. 205, et tom. LXXXIX, pag. 5.

[3] *Bull. de la Soc. chim.*, février 1879.

pourtant résulter des expériences de How[1] sur le citrate de chaux, qu'il ne se forme pas d'acide butyrique, mais seulement de l'acide carbonique, de l'acide acétique et de l'hydrogène ; ce résultat demanderait à être contrôlé.

Les *acétates* en solution aqueuse sont aussi exposés à être altérés par les poussières organisées. M Béchamp [2], ayant abandonné au contact de l'air une solution de 300 gram. d'acétate de soude dans 2,500 gram. d'eau, a constaté quatre ans après que le liquide s'était rempli de bactéries et de moisissures ; il s'était formé $0^{cc},6$ d'alcool, du carbonate et du formiate de soude. L'oxygène de l'air contenu dans le ballon avait été complètement absorbé.

M. Patrouillard [3] a vu aussi se produire à la surface d'une solution d'acétate de magnésie un voile qui s'est épaissi de plus en plus : au-dessous du voile, se forment des granulations solides qui se détachent et tombent au fond du vase, et ainsi jusqu'à complète transformation de l'acétate. Le produit principal de la fermentation est du carbonate de magnésie ; il se fait aussi du formiate et, à en juger par l'odeur du liquide, un peu d'alcool méthylique.

Une fermentation analogue détruit l'acétate de chaux et le transforme en carbonate (Jules Gay [4]).

L'*acide oxalique* lui-même n'est pas exempt d'altérations du même ordre. Dans une solution renfermant 4-6 décigram. d'acide cristallisé par litre, M. Fleury [5] a vu apparaître des moisissures : au bout de quelques années, l'acide était complètement détruit ; la liqueur n'avait aucune action sur le papier de tournesol. Les solutions concentrées ne s'altèrent pas.

[1] *Quart. Journ. of the Chem. Soc.*, tom. V, pag. 1.
[2] *Compt. rend.*, tom. LXXI, pag. 69, 1871.
[3] *Journ. de Pharm. et de Chim.* (4), tom. XXVI, pag. 479.
[4] *Thèse de l'École sup. de Pharm.* Montpellier, 1880, pag. 36.
[5] *Journ. de Pharm. et de Chim.*, 1883.

Un soluté de 65 gram. d'oxalate d'ammoniaque dans 2,000^{cc} d'eau se remplit de myccéliums, et après deux ans et demi renferme 0^{cc},3 d'alcool, du carbonate et de l'acétate d'ammoniaque (Béchamp [1]). Cette observation a été confirmée par M. Fleury [2], qui a constaté en outre que l'oxalate de potasse se conduit de même.

Tannin. — Nous avons vu que ce corps peut s'oxyder au contact de l'air et sous l'influence de la lumière. Mais, par l'action des ferments, le tannin peut, sans s'oxyder, se transformer en acide gallique. Robiquet [3], Laroque [4], admirent les premiers que cette transformation pouvait résulter de l'action d'un ferment. Ed. Robiquet [5] pensa qu'elle était due à la pectase contenue dans la noix de galle : ce corps devait agir à la fois sur le tannin et la pectose. Quant aux produits qui se forment, c'était pour M. Strecker [6] un mélange de glucose et d'acide gallique, le tannin étant considéré comme un glucoside : $C^{40}H^{18}O^{26} + 10HO = 2C^{14}H^{6}O^{12} + C^{12}H^{12}O^{12}$; Ed. Robiquet admit de son côté qu'il ne se formait pas de glucose, mais simplement de l'acide gallique, par hydratation du tannin.

M. Van Tieghem [7] a fait une étude approfondie de cette fermentation. Il a montré qu'elle se manifeste sous l'influence de deux moisissures, le *Penicillium glaucum* et l'*Aspergillus niger*, qui se développent spontanément dans l'infusion de noix de galle ou dans les solutions aqueuses de tannin.

Lorsque ces plantes végètent à la surface du liquide, le tannin est brûlé directement avec simple production d'acide car-

[1] *Compt. rend.*, tom. LXXI, pag. 69.
[2] *Journ. de Pharm. et de Chim.* (4), tom. XXIV, pag. 375, 1876.
[3] *Ann. de Chim. et de Phys.* (2), tom. LXIV, pag. 385, 1837.
[4] *Journ. de Pharm.* (1), tom. XXVII, pag. 197, 1841.
[5] *Journ. de Pharm. et de Chim.* (3), tom. XXIII, pag. 241, 1853
[6] *Quart. Journ. of the Chem. Soc.*, tom. V, pag. 102, 1852.
[7] *Ann. des Sc. nat.* (5), tom. VIII, pag. 210, 1868.

bonique ; la fermentation apparaît si elles sont plongées dans l'intérieur du liquide ; le contact de l'air est d'ailleurs nécessaire à la respiration du ferment. M. Van Tieghem admet qu'il y a production d'acide gallique et de glucose : $C^{54}H^{24}O^{36} + 6H^{2}O^{2} = 3C^{14}H^{8}O^{12} + C^{12}H^{12}O^{12}$. Une partie du glucose sert à la nutrition des moisissures.

Les travaux de M. Schiff ayant démontré que le tannin n'est pas un glucoside, mais qu'on doit le considérer comme de l'acide digallique associé, dans les tannins extraits des végétaux, à des glucosides de nature indéterminée, il faut admettre que dans la fermentation gallique il y a deux actions concomitantes : 1° hydratation et dédoublement du tannin avec formation simple d'acide gallique : $C^{28}H^{10}O^{18} + H^{2}O^{2} = 2C^{14}H^{6}O^{10}$; 2° dédoublement des glucosides mêlés au tannin, avec formation de glucose.

Lorsque le tannin a été entièrement transformé, le ferment absorbe le glucose ; on voit celui-ci disparaître peu à peu. Le glucose disparu, la plante attaque à son tour l'acide gallique si aucun autre aliment ne lui est fourni, et le détruit complètement. Il peut aussi se développer dans le liquide des ferments alcooliques qui hâtent la disparition du glucose, de telle sorte qu'à la fin il ne reste plus que des cristaux d'acide gallique.

La fermentation n'est jamais aussi énergique dans les solutions de tannin que dans l'infusion de noix de galle, qui contient des matières salines, hydrocarbonées et azotées.

Alcaloïdes et leurs sels. — Les solutions d'alcaloïdes voient elles-mêmes se former dans leur sein des mycéliums de moisissure.

D'après M. Fleury [1], qui a porté son attention sur les solutions de *quinine*, la nature de l'acide combiné à l'alcaloïde influerait sur le développement des moisissures : c'est ainsi qu'il a vu se moisir une solution de tartrate de quinine, tandis que l'acétate et

[1] *Journ. de Pharm. et de Chim.* (4), tom. XX, pag. 271, 1874.

le chlorhydrate de la même base sont restés inaltérés. Cette opinion ne nous paraît pas probable et les résultats obtenus doivent tenir à d'autres causes indéterminées. Nous avons vu en effet des mycéliums apparaître dans des solutions de chlorhydrate de cinchonine, de chlorhydrate de brucine, de sulfates de quinine et de morphine. Aucune recherche n'a été faite sur les modifications que la présence des ferments fait subir à ces divers alcaloïdes.

§ II. Substances minérales.

Des organismes végétaux peuvent apparaître dans des liquides renfermant en dissolution des corps minéraux. On peut se demander s'il y a alors fermentation réelle : il est probable que dans le cas où la substance dissoute est plus ou moins altérée, es végétaux n'agissent que comme matières organiques.

Nous n'aurons d'ailleurs qu'un petit nombre d'observations à signaler.

Des mycéliums peuvent apparaître dans des liquides réputés mortels pour la plupart des organismes. Un des cas le plus anciennement signalés est celui que présente la *Liqueur de Fowler*.

Bory de Saint-Vincent [1] avait le premier observé l'apparition d'un végétal filamenteux dans ce liquide. Brébisson [2] lui donna le nom d'*Hygrocrocis arsenicus*. Depuis lors il n'est aucun pharmacien qui n'ait eu l'occasion de l'observer. M. Marchand [3], en 1878, a décrit avec soin la forme de ses filaments et les transformations que la plante subit avec le temps ; il a pu observer la formation de spores. Quoi qu'il en soit d'ailleurs de la nature de

[1] *Compt. rend.*, tom. III, pag. 749, 1836.

[2] Voir Boutigny, *Compt. rend.*, tom. XX, pag. 1055, 1846.

[3] *Compt. rend.*, 11 novembre 1878 et Botanique Cryptogamique, tom. I, pag. 187, pl. I. Paris, 1883.

ce végétal, il nous importe surtout de voir si sa présence dans la solution de Fowler entraîne des modifications dans la constitution de ce liquide. Or il n'est pas possible de donner sur ce point une opinion précise. M. Dannemberg [1] assure que la présence du mycélium n'a pas d'importance. M. Delehaye [2] constate également l'apparition de glomérules noirs sur les parois de la fiole, mais il ne croit pas devoir leur attribuer un rôle dans l'altération de la liqueur. On voit qu'il est nécessaire de faire de nouvelles recherches. Il est d'ailleurs inutile d'ajouter que, même en admettant que la production du mycélium n'ait aucune influence sur la composition du médicament, il vaut mieux l'en préserver.

M. Barnouvin [3] a aussi observé la présence de végétaux dans la liqueur arsenicale de Boudin (acide arsénieux et eau distillée). Après quelque temps de conservation, il s'était formé au fond du flacon un dépôt floconneux coloré en jaune brun peu foncé et qui renfermait une foule d'organismes en forme de navette (*Navicula*) appartenant au groupe des Diatomées.

La solution de *biphosphate de chaux* se remplit, suivant l'observation de M. Royer [4], de flocons jaunâtres formés de filaments mycéliens assez semblables à ceux de la liqueur de Fowler, mais pas identiques, puisque, transportés dans cette dernière, ils ne tardent pas à périr.

Kützing [5] a encore décrit les filaments d'un grand nombre de végétaux développés dans des solutions de sels minéraux additionnés d'une matière organique : il a vu par exemple apparaître des filaments de formes diverses dans le chlorure d'or, le chlorure d'étain, le sulfure d'ammonium, le sulfate de cuivre.

1 *Pharmac. Zeitsch. für Rüssland,* 1881.
2 *Journ. de Pharm. et de Chim.* (5), tom. IV, pag. 353.
3 *Société française d'Hygiène,* 1881.
4 *Journ. de Pharm. et de Chim.* (5), tom. VIII, pag. 119, 1883.
5 Phycologia generalis. Leipzig, 1843.

On a constaté enfin l'apparition de filaments mycéliens dans la solution d'*acide phosphorique* ; Kützing les a observés le premier dans l'acide obtenu au moyen de l'oxydation du phosphore par l'acide azotique, aussi bien que dans celui qui est retiré des os. M. Jensen [1], dans ces derniers temps, a constaté de nouveau leur présence dans l'acide dilué du commerce : ils se présentent sous la forme d'un réseau filamenteux, anastomosé, présentant des cellules oblongues placées bout à bout ; la couleur du dépôt est blanc-grisâtre ; il contient beaucoup de chaux. La présence de celle-ci jette un peu de doute sur la pureté des solutions.

Signalons, en terminant, le développement fréquent de véritables algues dans quelques solutions salines. Les solutions de sulfate de magnésie, de sulfate de chaux, de phosphate de soude, de chlorure de sodium, sont presque constamment pourvues de ces végétaux. M. Bothamley [2] a appelé l'attention sur ce fait. Il admet que ces plantes n'apparaissent que dans les cas où les sels renferment, à l'état d'impureté, de faibles proportions d'acide phosphorique. Elles appartiennent en général au groupe des Cyanophycées ou aux formes inférieures de Chlorophycées (*Protococcus*). Nous avons trouvé par exemple dans une solution de phosphate de soude une espèce de *Chroococcus*. Le développement de ces végétaux ne modifie pas d'ailleurs sensiblement le titre des solutions ; il offre le seul inconvénient d'introduire au fond des flacons un dépôt qui peut, par l'agitation, troubler la limpidité du liquide.

[1] *New Remedies*, mai 1880, pag. 131.

[2] *Pharmac. Journ.*, septembre 1882, pag. 251.

CHAPITRE VIII.

Moyens de conservation.

Le praticien soucieux de conserver ses médicaments en bon état et de les préserver des diverses altérations que nous venons d'étudier, devra les défendre contre l'action des agents énumérés dans le premier chapitre de ce travail. Disons tout de suite qu'il n'est pas toujours possible ou facile de les éluder entièrement ; mais on peut diminuer leur influence dans une très large mesure.

Nous indiquerons d'abord les moyens propres à lutter contre les agents généraux des altérations. Nous passerons ensuite en revue les principaux procédés fondés sur la nature des corps et spéciaux à chacun d'eux.

§ I. Règles générales.

Les causes générales d'altération contre lesquelles il est nécessaire de réagir sont la vaporisation, l'efflorescence et la dissociation des corps à composants volatils, l'action de l'air, l'influence de la lumière et l'envahissement des poussières atmosphériques.

Évaporation. — L'emploi de flacons que l'on tient fermés suffit pour conserver les corps volatils ou les solutions gazeuses. Le séjour des substances dans un lieu frais est une bonne condition à réaliser.

Efflorescence et dissociation. — Ces deux phénomènes, soumis aux mêmes influences et presque identiques dans leur mécanisme, sont combattus de la même manière. Il résulte, des conditions dans lesquelles ils se manifestent, que le moyen le plus efficace de diminuer leur intensité consiste à placer les corps efflorescents ou aisément dissociables dans une atmosphère limitée, dans laquelle la tension de la vapeur d'eau arrive rapidement à son maximum. Pour obtenir ce résultat : 1° les récipients doivent avoir des dimensions très exiguës, afin que l'espace inoccupé soit aussi réduit que possible ; dans le même but, il faut éviter de laisser les flacons en vidange ; 2° empêcher le plus que l'on peut le renouvellement de l'air dans les récipients ; 3° conserver les substances dans un lieu frais, surtout en été. En outre, comme l'eau favorise souvent la dissociation, les vases destinés à recevoir les substances instables doivent être parfaitement secs.

M. Baudrimont[1] a proposé de conserver les corps efflorescents ou à composants volatils en les enveloppant d'une feuille de papier d'étain. Des cristaux de carbonate de soude et de sulfate de soude perdent à peine quelques millièmes de leur poids, surtout si on les enferme en outre dans des bocaux de verre.

Corps altérables par l'air. — On ne peut empêcher l'action de l'air d'une manière absolue. Les précautions à prendre sont fort analogues à celles que nous venons d'énumérer. L'emploi de vases de faibles dimensions et fermant bien est la seule indication générale à donner ; à ce point de vue, mieux vaut, quand il est possible de le faire, employer les bouchons de liège que les bouchons de verre. On réduit ainsi à son minimum la quantité d'air en contact avec le corps altérable, et, si l'atmosphère du vase n'est pas très souvent renouvelée, on amoindrit considérablement l'action exercée par l'oxygène, l'eau et l'acide carbonique. Puisque la chaleur favorise l'oxydation, il est bon de conserver dans un lieu frais les corps oxydables. Les sels déli-

[1] *Journ. de Pharm. et de Chim.*, tom. XI, pag. 385.

quescents, les corps liquides avides d'eau et les substances décomposables par l'humidité, doivent être placés dans des récipients bien secs et dans un lieu chaud, où la vapeur d'eau atmosphérique soit éloignée de son point de condensation. Le séjour dans une atmosphère sèche est encore une bonne condition de conservation pour les corps solides altérables par l'acide carbonique, puisque ce gaz n'agit notablement que s'il est en présence d'une petite quantité d'humidité.

L'emploi du papier d'étain donne encore ici de bons résultats. M. Baudrimont a pu conserver ainsi quatre mois de la chaux vive presque sans altération ; placée au contact de l'air, elle n'avait absorbé que $1^{gr},8$ d'acide carbonique et d'eau ; des fragments si déliquescents de chlorure de calcium et de foie de soufre avaient à peine augmenté de quelques millièmes en quelques semaines.

Il est un certain nombre de composés sur lesquels l'action de l'air et surtout celle de l'oxygène sont favorisées par la lumière. Il y a donc dans ce cas des précautions spéciales à ajouter à celles que nous venons d'indiquer.

Corps altérables par la lumière. — Il est plus aisé de défendre les composés chimiques contre l'action de la lumière que contre celle de l'air. On peut, soit empêcher entièrement l'accès de la lumière, soit amoindrir ses effets en interceptant les radiations actives. Le moyen le plus propre à atteindre ce but consisterait à placer toutes les substances dans l'obscurité, mais ce procédé n'est pas toujours d'une exécution facile dans la pratique. Aussi a-t-on cherché depuis longtemps à y suppléer. C'est ainsi que lorsqu'on eut reconnu que la lumière était la cause de beaucoup d'altérations, on songea à affaiblir l'action des rayons par l'emploi de verres de couleurs sombres : les verres bleus devinrent d'un usage général. Quand on fut amené à admettre que les radiations les plus réfrangibles étaient chimiquement les seules actives, on proposa l'usage général de verres jaunes. La vérité est dans l'emploi raisonné des deux sortes de verres. Nous avons vu que la lumière peut agir seule sur un certain nombre de corps minéraux et y produire des modifications de divers ordres : changements moléculaires, dédoublements, combinaisons. Ces actions sont toujours déterminées par les radiations les plus réfrangibles ; des flacons en verre jaune ou rouge peuvent suffire à arrêter ces dernières. Si d'autre part on considère que les radiations rouges correspondent au maximum d'effet calorifique et que l'action d'une température élevée favorise les décompositions dues à la lumière, on est amené à donner la préférence aux flacons jaunes.

Parmi les corps oxydables, nous avons distingué les substances minérales des substances organiques, surtout par le mode d'action des divers rayons. Les moyens de conservation diffèrent aussi. L'oxydation des corps minéraux est favorisée par les radiations les moins réfrangibles : une enveloppe bleue-violette les protégera efficacement. Il n'en est pas de même pour les corps organiques, chez lesquels la courbe qui représente la marche de l'oxydation s'élève progressivement du rouge au violet : le choix d'un verre coloré pour ces substances donne des résultats moins satisfaisants ; l'emploi du verre rouge diminuerait sans doute l'action photochimique, mais favoriserait l'action de la chaleur. On doit donc encore ici s'adresser au verre jaune. L'oxydation étant égale à 1 dans l'obscurité, à 2 dans le jaune-rouge et à 5 dans le violet (Chastaing), on voit qu'elle est diminuée des trois cinquièmes par l'usage de tels verres.

Les effets réciproques, à la fois oxydants et réducteurs, produits par la lumière sur les combinaisons ou les mélanges de corps minéraux et organiques, seront également combattus par l'emploi de verres jaunes, puisque le maximum de réduction des premiers et le maximum d'oxydation des seconds correspondent tous deux aux radiations bleues-violettes.

En résumé, les phénomènes de dédoublements, de changements moléculaires, de combinaisons dans lesquels l'air n'intervient pas, les actions réciproques des matières minérales et organiques, seront annihilées ou considérablement diminuées par l'emploi de verres jaunes, ou mieux, par la conservation des substances dans l'obscurité. On diminuera, au moyen d'enveloppes violettes, l'altération des substances minérales ayant tendance à s'oxyder; on diminuera également, au moyen d'enveloppes jaunes, l'oxydation des substances organiques. L'usage de flacons jaunes devra être aussi admis pour la conservation de l'iodure de potassium, au moins si l'on se base sur les expériences de M. Battandier. Mais la conservation dans l'obscurité est encore pour tous ces médicaments, sur lesquels l'air et la lumière agissent simultanément, le meilleur procédé à employer : on peut ainsi réduire l'altération au moins à la moitié de ce qu'elle serait sous une enveloppe de verre à couleur appropriée.

La question nous semble résolue en théorie. Il est intéressant de voir si elle peut l'être pratiquement. Le pharmacien a à sa disposition des enveloppes en verre jaune-brun, des enveloppes en verre bleu-violet et des enveloppes opaques. Or il résulte des expériences de M. Molnar[1] que les flacons en verre bleu ou verre de cobalt laissent passer les radiations bleues-violettes et seulement une très faible portion des rayons rouges ; mais ces derniers ne sont pas en proportion suffisante pour balancer l'action protectrice du bleu-violet sur les substances minérales oxydables.

Les verres jaune-brun fournis par le commerce laissent passer le rouge et l'orangé et arrêtent le vert, le bleu, l'indigo et le violet ; l'emploi de ces verres donne donc des résultats un peu moins favorables, puisqu'ils laissent passer le rouge, mais pourtant suffisants. Quant aux envelopes opaques, elles peuvent être

[1] *Gyogysz. Hetilap.* Buda-Pesth, 1884, et *The Chemist and Druggist,* 1884, pag. 125.

constituées, soit au moyen de flacons de verre entourés de papier noir, soit de vases à parois opaques (porcelaine, grès, etc.), soit encore de verres noirs. L'emploi du papier d'étain prourrait rendre aussi de bons services.

Corps altérables par les poussières atmosphériques. — Les poussières inanimées agissent tantôt sur des corps solides, tantôt sur des liquides. Il est très difficile d'en préserver les premiers. Conserver les substances dans des flacons propres et bien clos, tels sont les seuls moyens à mettre en usage. Les liquides seront protégés, soit par les mêmes précautions, soit par les procédés que nous allons indiquer pour les poussières organisées. On pourra diminuer l'action que les poussières exercent sur les corps réductibles en protégeant ceux-ci contre l'action de la lumière.

Les germes de ferments ne se développent que dans les liquides ou les solutions de substances solides. Nous avons vu quelle est leur origine et de quelle manière ils arrivent dans les milieux fermentescibles. Il résulte de ce que nous avons dit à ce sujet que, pour empêcher toute fermentation, il faudra, d'une part tuer les germes existants dans les liquides, et d'autre part empêcher l'accès des germes contenus dans l'air extérieur.

La première opération avait été déjà mise en pratique par Scheele, qui avait observé que pour conserver le vinaigre faible il était avantageux de le soumettre pendant un quart d'heure à l'action de l'eau bouillante. Appert généralisa plus tard ce même procédé. M. Pasteur enfin, dans ses études sur les maladies du vin et de la bière, consacra sa valeur par l'expérimentation rigoureuse. Il constata, par exemple, que la bière chauffée et mise à l'abri des poussières se conservait indéfiniment sans devenir malade, tandis que le même liquide non chauffé et placé dans les mêmes conditions s'altérait très promptement [1]. On sait que

[1] Études sur la bière, pag. 20. Paris, 1876.

c'est sur ce principe qu'il fonda son procédé de conservation des vins et de la bière[1]. Mais là ne se bornèrent pas ses expériences: il montra que ce qui est vrai de la bière et du vin « l'est également de tous les liquides organiques ; on n'en trouverait pas un seul qui ne pût être rendu impropre à toute altération ultérieure après avoir été porté préalablement à une température minimum convenable, température variable avec la nature des liquides[2] ». Les divers germes offrent en effet un degré variable de résistance à la chaleur. Il suffit cependant, dans le cas qui nous occupe, de chauffer les liquides au bain-marie jusqu'à 100° environ, dans le récipient même où l'on doit les conserver. Cette température est en effet suffisante pour tuer la plupart des germes.

La seconde opération, qui consiste à préserver des poussières le liquide chauffé, peut être effectuée de plusieurs manières. S'il s'agit de liquides destinés à être mis en réserve, l'emploi de la méthode d'Appert donne des résultats convenables. Mais, et c'est le cas général, s'il s'agit de liquides médicamenteux ou de réactifs d'un emploi fréquent, des précautions nouvelles sont nécessaires. Il faut, dans ce cas, s'attacher à ne laisser arriver au contact du liquide préalablement chauffé que de l'air privé de poussières. Ici encore les expériences de M. Pasteur vont nous servir de base. Si l'on introduit en effet un liquide fermentescible dans des ballons dont le col est effilé à la partie supérieure et recourbé vers le bas, si on le fait bouillir de manière à tuer les germes préexistants, et si on abandonne au refroidissement, l'air entre de nouveau dans l'appareil, mais avec une lenteur assez grande pour que les poussières tombent sur les parois intérieures du tube recourbé. M. Pasteur a conservé ainsi à l'abri de toute altération, pendant dix à douze ans, des liquides éminemment fermentescibles comme le moût de bière[3]. Un tampon de coton

[1] Études sur le vin. Paris, 1866.

[2] Études sur la bière, pag. 34.

[3] *Id.*, pag. 27.

ou d'amiante placé à l'orifice du flacon, conduit d'ailleurs au même résultat.

M. Almen[1] (d'Upsal) a proposé le premier de conserver les préparations pharmaceutiques par l'air filtré. Il adapte au bouchon de liège qui ferme le flacon : 1° un tube court, recourbé, rempli de duvet de coton légèrement tassé et à extrémité inférieure amincie en pointe ; 2° un siphon dont la longue branche est munie d'un tube de caoutchouc et d'un ressort compresseur ; le liquide étant tiré du fond de la bouteille par le siphon, l'air n'entre que tamisé par le tube court.

Une disposition beaucoup plus simple permet d'ailleurs d'arriver au même résultat : il suffit d'adapter au bouchon un système de tubes semblable à celui que portent les flacons à laver les précipités ; le tube recourbé vers le haut, par où l'opérateur introduit l'air, est pourvu d'un renflement dans lequel on introduit du coton ou des filaments d'amiante légèrement tassés ; le tube recourbé vers le bas est aminci en pointe à son extrémité inférieure et sert à l'écoulement du liquide. Par l'emploi judicieux de ces deux moyens de conservation, il est possible de mettre indéfiniment à l'abri des moisissures les liquides les plus propres à leur développement.

On a proposé parfois l'emploi de substances antiseptiques, telles que l'acide salicylique, l'acide benzoïque, le thymol, le menthol, l'acide citrique, l'acide borique. Ces corps pourraient rendre certains services, mais ils offrent l'inconvénient d'introduire dans les solutions un élément étranger.

§ II. Procédés spéciaux.

Les règles que nous avons données suffisent dans la plupart des cas. Il est pourtant un certain nombre de corps pour lesquels un traitement spécial est nécessaire, ou du moins permet d'arri-

[1] Voir *Journ. de Pharm. et de Chim.* (4), tom. XXIII, pag. 359, 1876.

ver plus aisément au but que l'on se propose. Nous nous occuperons de ceux qui offrent le plus d'intérêt.

Azotite d'ammoniaque. — Parmi les corps déliquescents et dissociables, un seul exige des précautions spéciales. Bien que ce corps n'ait pas d'utilité pharmaceutique directe, nous le signalons à cause des particularités intéressantes qu'il offre. On ne peut le conserver dans des flacons : l'eau qui résulte de sa dissociation spontanée ne s'évapore pas aussitôt qu'elle a pris naissance et dissout le sel non décomposé. M. Berthelot[1] prescrit de le conserver dans une capsule, dans le vide, sur la chaux vive. On n'empêche pas ainsi sa dissociation, mais on prévient sa déliquescence.

Phosphore. — La transformation allotropique du phosphore dissous dans l'huile serait arrêtée, d'après M. Méhu, par l'emploi d'une huile d'amande douce privée d'eau et décolorée par l'action d'une température de 250°. On fait avec cette huile une solution au centième au bain-marri.

Acide cyanhydrique. — Parmi les substances qui subissent des dédoublements, nous n'avons a signaler que l'acide cyanhydrique. M. Towersey a proposé d'ajouter à la solution d'acide 20 % de glycérine : on la préserve ainsi de toute altération. Ce procédé est surtout propre à conserver la solution à 5 %.

Nous avons déjà vu que le même corps reste intact s'il est en présence d'une trace d'un acide étranger qui sature l'ammoniaque.

Teinture d'iode. — M. Casthelaz[2] évite la formation d'acide iodhydrique dans la teinture d'iode en additionnant celle-ci d'iodate de potasse ; ce sel réagit sur l'acide à mesure qu'il se forme et régénère l'iode : $KO.IO^5 + 6IH = 6I + 6HO + KI$. L'io-

[1] *Journ. de Chim. et de Phys.* (4), tom. XIX, pag. 248.

[2] *Journ. de Pharm. et de Chim.* (5), tom. V, pag. 498, 1882.

dure qui se dissout dans la teinture n'offre pas d'inconvénients, et d'autant moins qu'il est en petite proportion.

Sels ferreux. — Parmi les composés métalliques oxydables, on s'est surtout occupé des sels de fer, à cause de leur emploi fréquent en pharmacie. Dupasquier[1], considérant que le sirop de sucre ne suffisait pas à assurer la conservation de l'*iodure ferreux*, proposa le premier de préparer une solution titrée de ce sel et de la conserver en présence d'un excès de fer ; dans ces conditions, à mesure que le fer, en s'oxydant, laisse l'iode libre, celui-ci réagit sur l'excès de fer et forme du protoiodure qui remplace celui que l'air a décomposé. « L'action décomposante de l'oxygène atmosphérique est donc constamment neutralisée par l'action recomposante que détermine le contact incessant du métal » et le titre de la solution ne change pas tant qu'il reste un excès de fer.

On a proposé aussi d'ajouter à la solution officinale un peu d'acide tartrique et de mellite simple : le glucose empêcherait la fixation de l'oxygène sur le fer, surtout en présence de l'acide tartrique[2].

D'autres moyens ont été imaginés pour conserver le protoiodure de fer à l'état solide. M. Parvesi[3] ajoute à une solution concentrée d'iodure un poids de gomme arabique pulvérisée égal à celui du sel ; quand la solution est complète, il concentre et achève l'évaporation sur des assiettes. On obtient ainsi des lamelles brillantes parfaitement dosées et d'une bonne conservation. Le même auteur[4] a plus tard remplacé la gomme par l'albumine avec autant d'avantages : à une solution d'iodure de fer renfermant 1 p. d'iode, on ajoute 3 p. d'albumine sèche et 5 p. de mannite et l'on évapore à siccité ; il se forme des

[1] *Journ. de Pharm. et de Chim.* (3), tom. I, pag. 224, 1842.

[2] JEANNEL, *Mém. de Méd. et de Pharm. milit.*, mars 1868.

[3] *Journ. de Pharm. et de Chim.* (4), tom. III, pag. 49, 1866.

[4] *Giornale di Pharm. di Torino,* 1879.

écailles brillantes, d'un jaune pâle, entièrement solubles dans l'eau.

D'autres ont mieux aimé chercher à assurer la conservation du sirop d'iodure de fer. On a observé, par exemple, que le sirop ne s'altère pas lorsqu'on le place dans un endroit très éclairé ; s'il est coloré, il s'y décolore[1] ; on a même conseillé de le placer dans des bouteilles de verre blanc et au soleil[2]. Dans ces conditions, le sucre de canne doit s'intervertir rapidement et le glucose agit, comme dans le procédé Jeannel, en réduisant le fer au fur et à mesure qu'il s'oxyde au contact de l'air ; mais, si l'iodure est conservé, la matière organique se modifie : la conservation du sirop n'est que partielle.

M. Mayer, en 1860, et plus tard M. Tschirner[3], ont préconisé l'addition au sirop altéré d'une petite quantité d'hyposulfite de soude, qui rendrait au médicament sa couleur verte. Mais M. Annessens[4] a fait remarquer que, l'iode combiné à l'hyposulfite étant entièrement dissimulé, le sirop perd de ses propriétés thérapeutiques. D'ailleurs l'hyposulfite doit être employé en quantité telle qu'il puisse s'emparer de tout l'iode mis en liberté par la décomposition du sirop ; or, ici apparaissent deux nouveaux inconvénients : d'une part, sous l'influence de l'iode dissous dans l'iodure, l'hyposulfite peut prendre un équivalent d'oxygène à l'eau décomposée pour fournir de l'acide iodhydrique et de l'acide tétrathionique ; et, d'autre part, l'hyposulfite introduit dans l'estomac est décomposé par le suc gastrique en acide sulfureux et soufre. L'emploi de l'hyposulfite ne fait donc que contenter la vue et introduire dans le médicament des éléments étrangers nuisibles. M. Judge[5], ayant d'ailleurs constaté que

[1] *Pharmaceutical Journal,* décembre 1868.

[2] *Journ. de Pharm. et de Chim.,* juillet 1869.

[3] *Journ. de Pharm. et de Chim.* (4), tom. XIII, pag. 71, 1876.

[4] *Journ. de Pharm. d'Anvers,* 1876.

American Journ. of. Pharm., avril 1876.

l'addition de l'hyposulfite donne un précipité de soufre qui trouble la liqueur, a proposé de lui substituer l'acide hypophosphoreux ; quelques gouttes de ce corps rendent au sirop suroxydé son état primitif et le préservent de toute altération ultérieure.

Enfin M. Meier [1] a observé que l'addition d'acide iodhydrique dans la proportion de 0,13 pour 567^{cc} de sirop préparé suivant la formule de la Pharmacopée britannique, assure la conservation du médicament.

Hâtons-nous d'ajouter que tous ces palliatifs sont loin de valoir les moyens préventifs que nous avons indiqués plus haut. Le procédé de Dupasquier, complété par l'usage de flacons violets, est encore la meilleure méthode à suivre.

Le *sulfate ferreux* a été l'objet d'observations analogues. M. Latour [2] fait cristalliser ensemble une solution de 200 p. de sulfate de fer dans 100 p. d'eau bouillante et une solution de 50 p. de sucre candi dans 30 p. d'eau; il obtient ainsi des prismes rhomboïdaux obliques renfermant :

Sulfate ferreux....................	54,57
Eau............................	32,50
Sucre...........................	12,93

Ces cristaux sont inaltérables.

M. Parvesi applique au même corps le procédé de conservation par la gomme.

Enfin d'autres chimistes, admettant que l'oxydation du sel est surtout due à l'oxygène retenu en dissolution par l'eau interposée entre les cristaux, se bornent à obtenir ceux-ci parfaitement secs. Berthemot prépare le sel en le précipitant par l'alcool de sa solution aqueuse concentrée et essuyant les cristaux avec du papier Joseph. M. Bandt [3] réduit simplement les cristaux en

[1] *Pharmac. Journ.*, 1877.
[2] *Gazette médicale de l'Algérie*, 1857.
[3] *Journ. de Pharm. d'Anvers*, 1864.

poudre grossière avec une spatule sur du papier à filtrer, puis les étale sur des feuilles de papier déposées sur des plaques de fer chauffées. Il dessèche ainsi le sel, dont l'aspect est peut-être moins beau, mais dont la conservation est assurée.

Le *carbonate ferreux* est encore plus altérable que les sels précédents. M. Klauer s'est servi du sucre pour assurer sa conservation; on prépare le corps par double décomposition en se servant d'eau privée d'air, et le carbonate humide est mêlé avec 2 p. de sucre; la masse est évaporée à siccité. Ce procédé donne des résultats médiocres. La forme pilulaire est aujourd'hui préférée. Les pilules de Vallet se préparent en évaporant en consistance d'extrait un mélange de carbonate ferreux obtenu par précipitation, de miel et de sucre de lait. Les pilules de Blaud s'obtiennent en évaporant en consistance pilulaire dure une solution de sulfate de fer, de carbonate de potasse, de gomme arabique et de sirop simple. Les pilules sont argentées et conservées dans des flacons bien bouchés.

Les pilules de Blaud s'altèrent assez rapidement et finisssent par ne plus renfermer que de l'hydrate ferrique et du carbonate de potasse. Celles de Vallet sont au contraire d'une bonne conservation; le carbonate ne s'oxyde que très légèrement dans les couches superficielles des pilules (Soubeiran).

Chloroforme. – On a constaté que le chloroforme se conserve très bien en présence d'une petite quantiié d'alcool.

M. Rump[1] prescrit de l'additionner de 1/8 p. 100 d'alcool. Le résultat obtenu par ce procédé s'explique aisément : il se forme de l'alcoolate de chloral qui résiste mieux que le chloral à l'action destructive de l'air. M. Bœttger[2] a montré aussi que le chloroforme se conserve indéfiniment à la lumière en présence de quelques morceaux de soude caustique : ce corps détruit en

[1] *Arch. der Pharm.*, 1874, pag. 313.
Polyt. Notizblatt, tom. XIX, pag. 31, 1864.

effet le chloral que le chloroforme pouvait renfermer. Enfin M. Yvon [1] a fait observer que quelques fabricants ne dessèchent pas entièrement leur chloroforme, l'expérience leur ayant appris qu'il se conservait mieux ainsi. Il est possible qu'un excès d'eau retarde la décomposition du chloral hydraté.

Essences. — On a proposé l'addition d'une petite quantité d'alcool fort (essences de bergamote, de citron, d'orange[2]) ; mais, dans certains cas, il y aurait inconvénient à adopter cette pratique.

Nous signalerons, en terminant, le procédé indiqué pour assurer la conservation de l'essence de citron. On a constaté [3] que l'addition de deux onces d'eau à chaque livre d'essence retarde l'oxydation; l'odeur agréable persiste pendant des années. L'auteur admet que l'eau, en se précipitant au fond du vase, entraîne les matières mucilagineuses, qui, pour lui, favoriseraient la résinification. Peut-être vaudrait-il mieux admettre que l'eau décompose, à mesure qu'il se forme, le composé oxydé peu stable que M. Kingzett a vu naître au début de l'oxydation des essences formées d'hydrocarbures.

Eau de chaux. — Il suffit de laisser dans le liquide, au fond du flacon, un excès de chaux hydratée, qui suffit pour restituer à l'eau une quantité de chaux égale à celle que l'acide carbonique précipite.

[1] *Journ. de Pharm. et de Chim.* (5), tom. V, pag. 225, 1882.

[2] Heinitsh, *Amer. Journ. of Pharm.*, pag. 55, 1883.

[3] *The Pharmacist Chicago,* tom. VI, pag. 322, 1873.

RÉSUMÉ ET CONCLUSION.

1. — Les médicaments chimiques, c'est-à-dire ceux qui sont constitués par des substances de composition chimique définie, sont soumis à l'influence des agents physiques naturels (lumière et chaleur), des agents chimiques qui constituent l'atmosphère (oxygène, eau, acide carbonique) ou des agents physiologiques formés par les poussières organisées de l'atmosphère.

2. —Ces divers agents exercent leur action, soit sur les corps dans leur état naturel, soit sur leurs dissolutions ; ils peuvent activer l'action décomposante que des substances étrangères exercent sur les corps (corps minéraux et matières organiques).

3. — La lumière tantôt agit seule et par les radiations bleues-violettes (changements moléculaires, dédoublements), tantôt agit avec le concours de l'air, et dans ce cas, soit par les radiations jaunes-rouges (oxydation des matières minérales), soit par toutes les radiations à la fois avec maximum d'effet dans le violet (oxydation des matières carbonisées). Dans cette action élective des radiations, il faut tenir compte de la couleur des corps, ceux-ci n'absorbant que les rayons complémentaires de leur couleur.

La température, en s'élevant, favorise l'action des autres agents, l'eau exceptée, et en outre les phénomènes d'efflorescence et de dissociations spontanées des corps à composants volatils ; en s'abaissant, elle favorise l'action de l'eau atmosphérique.

4. — L'oxygène, l'eau, l'acide carbonique atmosphériques, agissent en vertu des lois de l'affinité chimique et des décompositions mutuelles des corps. L'action de l'eau se borne parfois à une simple modification d'état physique.

5. — Les altérations produites par ces divers agents, isolément ou avec le concours de plusieurs d'entre eux, tantôt n'at-

teignent que l'état physique des corps, tantôt modifient leur constitution chimique.

6. — Les modifications les plus importantes de l'état physique sont :

— cristallisation de substances dissoutes, sous l'influence de la lumière (camphre, glucose);
— changements de coloration sous l'influence de la lumière (santonine);
— évaporation de liquides volatils (favorisée par l'élévation de température);
— efflorescence des sels hydratés (favorisée par l'élévation de température);
— déliquescence des corps solides et dilution des corps liquides avides d'eau (favorisées par l'abaissement de température).

7. — Les modifications les plus importantes de la constitution chimique sont :

— phénomènes d'allotropie et d'isomérie (produits par la lumière);
— dissociation spontanée des composés renfermant des éléments volatils (favorisée par l'élévation de température);
— dédoublement des combinaisons haloïdes et oxygénées des corps peu oxydables par l'action seule de la lumière;
— décomposition de certains corps par l'action de l'eau ou de l'acide carbonique (quelquefois favorisée par la lumière);
— oxydation de composés minéraux peu riches en oxygène et d'un grand nombre des substances organiques (activée par la lumière et l'élévation de la température);
— réduction des substances minérales mises en présence de matières organiques, celles-ci se combinant à l'oxygène mis en liberté (sous l'influence de la lumière).

8. — Les ferments ne jouent pas un très grand rôle dans l'altération spontanée des médicaments chimiques, parce que leur

développement ne se fait bien que dans des milieux complexes. Il y avait toutefois intérêt à signaler leur action sur les principales matières organiques dont l'emploi est fréquent en pharmacie. Le développement des végétaux dans les solutions de substances minérales ne peut être comparé à une fermentation. Ces végétaux paraissent n'avoir aucune action sur la substance elle-même; tout au plus agissent-ils comme matières organiques.

9. — La conclusion évidente des faits que nous venons de résumer consiste en ceci, à savoir : qu'il faut préserver les médicaments chimiques de l'action des agents physiques et du milieu atmosphérique. D'où les règles suivantes :

— Conserver dans l'obscurité les substances sur lesquelles la lumière peut agir, ou tout au moins protéger par un verre bleu les corps minéraux oxydables, par un verre rouge-jaune les substances organiques oxydables, les corps minéraux susceptibles de se dédoubler, les substances susceptibles de subir des changements moléculaires ;

— Conserver dans un lieu frais tous les corps altérables, sauf les substances sur lesquelles l'eau a une action ;

— Éviter autant que possible l'accès ou le renouvellement de l'air et, dans ce but, employer des récipients de faibles dimensions ;

— Débarrasser par l'emploi judicieux de la chaleur les solutions de substances fermentescibles des germes qu'elles contiennent et ne laisser arriver à leur contact que de l'air filtré, suivant les méthodes de M. Pasteur.

BIBLIOGRAPHIE.

Les questions que notre travail embrasse sont trop nombreuses et trop vastes pour que nous songions à donner une Bibliographie complète des travaux auxquels ont donné lieu l'air, la lumière, la chaleur et les ferments. Notre but a été d'établir une liste aussi complète que possible des mémoires ou des ouvrages qui se rapportent plus spécialement au sujet qui nous occupe. On verra que, même réduite de la sorte, notre Bibliographie est encore très considérable.

ALMEN. — Conservation des préparations médicinales par l'air filtré. *Journ. de Pharm. et de Chim.* (4), tom. XXIII, pag. 359, 1876.

ANDREWS. — Sur l'identité du corps contenu dans l'atmosphère et décomposant l'iodure de potassium avec l'ozone. *Proc. of the Roy. Soc.*, 1867, nº 94.

ANNESSENS. — Observations sur le sirop d'iodure de fer. *Journ. d'Anvers*, 1876.

ARAGO. — Considérations relatives à l'action chimique de la lumière. *Ann. de Chim. et de Phys.* (3), tom. VII, pag. 207.

BANDT. — Sur un nouveau moyen de conserver le protosulfate de fer hydraté. *Journ. de Pharm. d'Anvers*, 1864.

BARNOUVIN (H.). — Note sur un dépôt observé dans la liqueur arsenicale de Boudin. *Soc. franç. d'Hygiène*, 1881.

BATTANDIER. — Sur la décomposition par la lumière d'une solution d'iodure de potassium. *Journ. de Pharm. et de Chim.* (4), tom. XXIV, pag. 214, 1876.

— Décomposition de l'iodure de potassium par la lumière et

l'acide carbonique de l'air. *Journ. de Pharm. et de Chim.* (4), tom. XXVI, pag. 341, 1877.

BAUDRIMONT (E.). — Phosphore blanc. *Compt. rend.*, nov. 1865.

— Conservation de quelques produits altérables à l'aide du papier d'étain. *Journ. de Pharm. et de Chim.* (4), tom. XI, pag. 385, 1870.

BÉCHAMP (A.). — Note sur l'influence que l'eau pure et certaines dissolutions salines exercent sur le sucre de canne. *Journ. de Pharm. et de Chim.* (3), tom. XXVII, et tom. XXXIII, pag. 210.

— Sur la fermentation carbonique et alcoolique de l'acétate de soude et de l'oxalate d'ammoniaque. *Compt. rend.*, tom. LXXI, pag. 69, 1871.

BÉCHAMP (J.). — Action de certains microzymas sur l'acide nitrique et l'acide acétique. *Ann. de Phys. et de Chim.* (5), tom. X, pag. 278, 1877.

BECQUEREL. — Traité de la lumière, ses causes et ses effets. Paris, 1870.

— Action de la lumière sur les sels de chrome. *Compt. rend.*, tom. X, pag. 469.

— Action de la lumière sur le sulfate de quinine, *Ann. de Phys. et de Chim.* (3), tom. XLII, pag. 85.

BELLANI. — Oxydation du phosphore. *Bull. de Pharm.*, tom. V, pag. 489.

BERTHELOT. — Sur les altérations qu'éprouvent les corps gras neutres au contact de l'atmosphère. *Journ. de Pharm. et de Chim.* (3), tom. XXVII, pag. 96, 1855.

— Carbures térébenthiniques. *Leçons professées à la Soc. chim.*, 1863.

— Essence de térébenthine et Eau. *Journ. de Pharm. et de Chim.*, tom. XXIX, pag. 28.

— Influence de la pression dans les combustions. *Bull. de la Soc. chim.*, 1870, tom. XIII, pag. 99.

— Recherches sur la fermentation alcoolique. *Ann. de Chim. et de Phys.* (3), tom. L, pag. 322.

— Sur l'essence de térébenthine. *Ann. de Chim. et de Phys.* (3), tom. 58, pag. 426, et tom. 61, pag. 462, et (4), pag. 165.

— Sur l'azotite d'ammoniaque. *Journ. de Pharm. et de Chim.* (4), tom. XIX, pag. 428, 1874.

BERTHELOT. — Action de l'oxygène sur les iodures. Combinaison du calcium avec l'oxygène et l'iode, etc. *Re. Scient.*, mai 1878, pag. 1091-1093.

BERZÉLIUS. — Sur la santonine. *Traité de Chim.*, tom. V, pag. 495, 1849.

— Action de l'air sur le borate de soude neutre. *Pogg. Ann.*, tom. XXXIV, pag. 566.

BIASOLETTO. — Di alcune alghe microscopiche. Trieste, 1834.

BINEAU. — Monosulfure d'ammonium à l'air. *Ann. de Chim. et de Phys.*, tom. LXX, pag. 261.

BIOT. — Sur la fermentation du sucre. *Ann. de Chim. et de Phys.* (3), tom. IV, pag. 350.

BIZIO. — Acide oxalique. *Bull. de la Soc. Chim.*, tom. XIII, pag. 429.

BLUNT. — The action of Light on Chemicals. *The Chemist and Drugg.*, 1880, pag. 139.

BODART. — Conservation de la pommade citrine. *Journ. d'Anvers*, 1862.

BOETTGER. — Sur la conservation du chloroforme. *Polytechn. Notizblatt*, tom. XIX, pag. 31, 1864.

BOISSENOT. — Essence de térébenthine. *Journ. de Pharm. et de Chim.*, tom. XII, pag. 214.

— Essence de citron, *Journ. de Pharm. et de Chim.*, tom. XV, pag. 324.

BOISSENOT ET PERSOZ. — Essence de térébenthine. *Ann. de Chim. et de Phys.* (3), tom. XXXI, pag. 442.

BOTHAMLEY. — Note on microscopic organismes in certain organic solutions. *The Parmaceut. Journ.*, pag. 251, sept. 1882.

BOUCHARDAT. — Sur la fermentation saccharine ou glucosique. *Ann. de Chim. et de Phys.* (3), tom. XIV, pag. 61.

BOUDET (F.). — Recherches sur la fermentation des corps gras. *Acad. de Méd.*, février 1856.

BOULLAY. — Note sur les altérations que subit le deutochlorure de mercure associé comme médicament. *Journ. de Pharm. et de Chim.* (3), tom. VIII, pag. 190, 1845.

— Altération de l'acide cyanhydrique. Acide azulmique. *Journ. de Pharm.*, tom. XVI, pag. 182.

BOUTRON ET FRÉMY. — Recherches sur la fermentation lactique. *Ann. de Chim. et de Phys.* (3), tom. II, pag. 257.

BOUTROUX. — Sur une fermentation nouvelle du glucose. *Ann. scient. de l'Éc. norm.* (2), tom. X, pag. 67, 1881.

BRETET. — Note sur l'altération de la liqueur de Fowler. *Journ. de Pharm. et de Chim.* (4), tom. XXX, pag. 355, 1879.

BROOCKMANN ET POLSTORFF. — Action de l'oxygène atmosphérique sur la solution de morphine ammoniacale. *Bericht. der deutsch. chem. Gesellsch.*, tom. XIII, pag. 92, 1880.

BRUGNATELLI. — Matière cristallisée dans l'essence de térébenthine. *Bull. de Pharm.*, tom. V, pag. 24.

BUCHLOZ. — Tartrate de potasse et d'antimoine. *Arch. v. Brand.* (2), tom. II, pag. 232.

BUIGNET. — Observations sur l'acide arsénieux et sur la liqueur de Fowler. *Journ. de Pharm. et de Chim.* (3), tom. XXX, pag. 438, 1856.

BUNSEN ET ROSCOË. — Formation de l'acide chlorhydrique. *Philos. Trans.*, 1859.

— Eau chlorée. *Pogg. Ann.*, tom. XCVI, pag. 597, et tom. XCVIII, pag. 304.

BUSSY ET BUIGNET. — Acide cyanhydrique. *Journ. de Pharm. et de Chim.*, 1863.

CAGNIARD DE LATOUR. — Fermentation alcoolique. *Ann. de Chim. et de Phys.* (2), tom. LXXVIII.

CARLES. — Quinine. *Thèse pour l'Éc. de Pharm. de Paris*, 1871.

— Teinture d'iode. *Bull. de la Soc. de Pharm. de Bordeaux*, tom. XIV, pag. 169, 1874.

— Influence des agents physiques autres que la chaleur sur les réactions chimiques. *Thèse d'agrégation de Médec.* Paris, 1880.

CARTHEIGE. — Conservation du sirop d'iodure de fer. *Journ. de Pharm.*, juillet 1869.

CASTHELAZ (J.). — Note sur la teinture d'iode. *Journ. de Pharm. et de Chim.* (5), tom. V, pag. 498, 1882.

CHAPUIS. — Rôle chimique des ferments figurés. *Thèse d'agrégation de Médec.* Paris, 1880.

CHASTAING. — Du rôle de la lumière dans les actions chimiques, et en particulier dans les oxydations. *Thèse de la Faculté des Sc. de Paris*, juin 1877.

CHASTAING. — Étude sur la part de la lumière dans les actions chimiques. *Thèse de l'Éc. sup. de Pharm. de Paris,* juin 1878.

— Action de l'air et de la lumière sur les médicaments chimiques. *Thèse d'agrégation de Pharm.* Paris, 1879.

CLASSEN. — Sucre. *Journ. für prakt. Chem.*, tom. CIII, pag. 449.

CLOEZ. — De l'oxydation des huiles. *Thèse de l'Éc. de Pharm. de Paris.*

COMMAILLE. — Recherches chimiques sur la teinture d'iode. *Journ. de Pharm. et de Chim.* (3), tom. XXXV, pag. 409, 1859.

CORNE. — Sur la phosphorescence et l'oxydation du phosphore. *Journ. de Pharm. et de Chim.* (5), tom. VI, pag. 17, 1882.

DAHLER. — Transformation de l'amidon, du sucre et de l'alcool. *Arch. für Anat. und Physiol. von Pflüger.*

DANNENBERG. — Sur la solution arsenicale de Fowler. *Pharmaceut. Zeitsch. für Russland,* 1881.

DAVANNE ET GIRARD. — Sur le chlorure d'argent insolé. *Bull. de la Soc. chim.*, 1864, tom. I, pag. 395.

DEBRAY. — Sur l'efflorescence. *Compt. rend.*, 1863.

— Cours élémentaire de Chimie. Paris, 1870.

DELEHAYE. — Sur la liqueur de Fowler. *Union pharmac.*, 1882.

DESERTINE. — Note sur la teinture de Bestuchef. *Bull. de Pharm.*, tom. II, pag. 276.

DEVILLE. — Action de l'eau et de l'air sur la magnésie. *Compt. rend.*, tom. LXI, pag. 975.

— Essence de Tolu. *Ann. de Chim. et de Phys.* (3), tom. III, pag. 152.

DIVERS (E.). — Sur les combinaisons de l'anhydride carbonique avec l'ammoniaque et l'eau. *Journ. of the chem. Soc.*, 1871, tom. VIII, pag. 172.

DRAPER. — Sur l'action chimique de la lumière. *Pharmaceut. Journ.*, 1851.

— Bleu de prusse et oxalate d'ammoniaque. *Bull. de la Soc. Chim.*, tom. VII, pag. 209.

— Perchlorure de fer et acide oxalique. *Philos. Mag.*, septembre 1857.

DUBRUNFAUT. — Sur une propriété analytique des fermentations alcoolique et lactique. *Ann. de Chim. et de Phys.* (3), tom. XXI, pag. 169, 1847.

DUMAS. — Sur la fermentation alcoolique. *Ann. de Chim. et de Phys.*, tom. III, 1874.

DUPASQUIER. — Conservation de l'iodure de fer. *Journ. de Pharm. et de Chim.* (3), tom. I, pag. 224, 1842.

DUROY. — Note sur le sirop de sesquichlorure de fer. *Journ. de Pharm et de Chim.* (3), tom. XXXVII, pag. 321, 1860.

ENGEL. — Les ferments alcooliques. *Thèse de la Faculté des Sc. de. Paris*, n° 336, 1872.

FABINI. — Coloration de l'acide phénique. *Pharmaceut. Zeit.*, 1881.

FALLIÈRES. — Arséniate de potasse et de soude. *Bull. de la Soc. pharm. de Bordeaux*, 1869.

FITZ (A.). — Fermentation de la glycérine. *Bericht. der deutsch. chemisch. Gesellsch.*, tom. IX, pag. 1348, 1877.

— Fermentation de la glycérine. *Bull. de la Soc. chim. de Berlin*, tom. XX, pag. 472, 1878.

— Sur le *Bacillus butylicus. Bericht. der deutsch. chemisch. Gesellsch.*, tom. XV, pag. 865, 1882.

FLEURY (G.). — De l'influence des sels de quinine sur le développement des moisissures. *Journ. de Pharm. et de Chim.* (4), tom. XX, pag. 271, 1874.

— Sur une transformation de l'oxalate d'ammoniaque. *Journ. de Pharm. et de Chim.* (4), tom. XXIV, pag. 375, 1876.

— Sur l'eau de Rabel. *Journ. de Pharm. et de Chim.* (4), tom. XXV, pag. 34, 1877.

— Sur un cas de destruction spontanée de l'acide oxalique. *Journ. de Pharm. et de Chim.* (5), tom. VII, pag. 388, 1883.

FLUCKIGER. — Modification de la quinine. *Pharmaceut. Journ.*, mai 1878, pag. 885.

FLUGGE (C.). — Furmente und Mikroparasiten. Liepzig, 1883.

FORDOS ET GÉLIS. — Hypochlorites transformés en chlorites. *Journ. de Pharm.* (3), tom. XXVIII, pag. 75.

FRÉSÉNIUS. — Sel de Seignette et Air sec. *Ann. de Chim. et de Phys.*, tom. LIII, pag. 234.

GAUTIER (A.). — Sur l'acide cyanhydrique. *Ann. de Chim. et de Phys.*, 1866.

— Sur une maladie non encore décrite des vins du midi de la France dits vins tournés. *Compt. rend.*, tom. LXXXVI, n° 21.

GAY (J.). — Les fermentations par ferments figurés et leurs applications médicales. *Thèse de l'École sup. de Pharm.* Montp., 1880, pag. 36.

GAY-LUSSAC. — Oxydation de l'éther. *Ann. de Chim. et de Phys.*, tom. II, pag. 98.

— Mémoire sur la fermentation. *Ann.de Chim.*, tom. LXXVI, 1810.

GERHARDT. — Traité de Chimie.

GERNEZ. — Action d'un courant d'air sur une solution de bicarbonate de potasse. *Comp. rend.*, tom. LXIV, pag. 606.

— Sulfate de soude effleuri. *Compt. rend.*, tom. LXXVIII, pag. 194, 283, 498.

GIRARD (J. de). — Altération spontanée de l'acide cyanhydrique anhydre et transformation totale de cet acide. *Journ. de Pharm. et de Chim.* (4), tom. XXIV, pag. 224, 1876.

GOPEL (A.). — Note sur la teinture d'iode. *Pharmacent. Journ.*, 1850.

GORUP-BESANEZ. — Action de l'ozone sur le tannin en solution. *Ann. de Chim., et de Phys.*, tom. CX, pag. 106.

— Sucre en présence du carbonate de soude. *Bull. de la Soc. Chim.* tom. V, pag. 420.

GRAHAM. — Efflorescence du sulfate de cuivre. *Philos. Mag.*, tom. VI, pag. 419.

GUIBOURT. — Pharmacopée raisonnée. Paris, 1834.

— Sur les changements de composition qu'éprouve la teinture d'iode suivant le temps écoulé depuis sa préparation. *Journ. de Pharm. et de Chim.* (3), tom. X, pag. 113, 1846.

— Variations de la teinture d'iode. *Bull. de l'Acad. de Médec.*, janvier 1846, tom. XI, pag. 374.

GUILLAUD. — Les ferments figurés. *Thèse d'agrégation de Médec.* Paris, 1876.

HAGER. — Sur les altérations du chloroforme. *Union pharm.*, 1868, pag. 111.

— Coloration de l'acide phénique. *Pharm. Centralbl.*, 1880.

HECHT. — Décomposition spontanée du bicarbonate de potasse. *Bull. d ePharm.*, tom. II, pag. 276.

HEINITSH (C.-A.).—Preserving essential oils. *Americ. Journ. of Pharm.*, 1883, pag. 55.

HEINTZ. —Coloration de l'acide phénique. *Archiv. der Pharm.*, 1876.

Helldt. — Sur la santonine. *Ann. der Chem. und Pharm.*, tom. XLIII, pag. 10.

Henry. — Action de l'acide carbonique sur les hydro-sulfates. *Journ. de Pharm.* tom. IX, pag. 321.

Herschell. — Rayons transformés par le sulfate de quinine. *Ann. de Chim. et de Phys.* (3), tom. XXXVIII, pag. 378, 380 et 495, et tom. XLIII, pag. 85.

— Action photochimique inverse des rayons rouges. *British Assoc.*, 1839.

— Action de l'air et de la lumière sur les tartrates et les citrates de fer ammoniacaux. *Philos. Trans.* (2), 1842, pag. 181.

Hesse. — Formation de la quinicine par la chaleur. *Ber. der deuts. chem. Gesellsch.* 1877.

Hoffmann. — Études mycologiques sur la fermentation. *Ann. des Sc. nat., Bot.*, tom. XIII.

Holloway. — Conservation du sirop d'iodure de fer. *Pharmac. Journ.*, déc. 1868.

Houzeau. — Ozone. *Ann. de Chim. et de Phys.* (3), tom. XIV, tom. LII, pag. 164, et (4), tom. LXVII.

How. — Sur les produits de la fermentation du citrate de chaux. *Quart, Journ. of the chem. Soc.*, tom. V, pag. 1.

Humbert. — Action de la lumière sur l'iodoforme. *Journ. de Pharm.* (3), tom. XXIX, pag. 352.

Hunt. — Action de la lumière sur les composés mercuriels. *Philos. Trans.*, 1842, pag. 181.

Jacquelain. — Faits de dissociation. *Ann. de Chim. et de Phys.* (3), tom. XXXII, pag. 205 et 207.

Jaillard. — Sur une altération spontanée du chloroforme. *Gaz. méd. de l'Algérie*, 1875.

Jeannel. — Conservation de la solution d'iodure de fer. *Mém. de Méd. et de Pharm. milit.*, mars 1868.

Jensen (T.-C.). — Champignon de l'acide phosphorique. *New. Remedies*, mai 1880, pag. 131.

Jodin (F.-V.). — Action chimique de la lumière sur quelques principes immédiats des végétaux *Journ. de Pharm et de Chim.* (4), tom. I, pag. 55, 1865.

Johanson. — Conservation du sulfate ferreux. *Americ. Journ. of Pharm.*, 1882, pag. 74.

Judge. — Sur le sirop d'iodure de fer. *Americ. Journ. of Pharm.*, avril 1876.

Karsten. — Action de l'air ozonisé sur le sucre. *Répert. de Chim. pure*, tom. II, pag. 237.

— Action de l'oxygène sec sur les matières organiques. *Journ. de Pharm. et de Chim* (3), tom. XXXVII, pag. 464.

Kingzett (Ch.). — L'ozone accompagne-t-il l'oxydation des huiles essentielles? *Journ. of the chem. Soc.* (2), tom. XII, pag. 511, 1874.

— Oxydation des essences. *Pharm. Journ.*, 1879, pag. 811.

Kolbe. — Hypochlorites transformés en chlorites. *Journ. de Pharm.* (4), tom. VI, pag. 353.

Kopp (E.). — Phosphore rouge. *Compt. rend.*, tom. XVIII, pag. 871, 1844.

Kützing. — Algues des solutions chimiques. *Journ. für prakt. Chem.*, Bd. I, III, XI, 1834-47.

— Phycologia generalis. Leipzig, 1843.

Lallemand. — Oxydation de l'essence de romarin. *Ann. de Chim. et de Phys.* (3), tom. LVII, pag. 404.

Langbeck. — Coloration rouge de l'acide phénique. *Pharmac. Zeitung*, avril 1881.

Laroque. — Fermentation du tannin. *Journ. de Pharm.* (1), tom. XXVII, pag. 197, 1841.

Lassonne. — Action de l'air sur le tartrate de potasse et d'ammoniaque. *Chem. Journ. von Crell.*, tom. V, pag. 76.

Latour. — Sulfate de protoxyde de fer sucré. *Gaz. méd. de l'Algérie*, 1857.

Laurent. — Oxydation de l'ess. de térébenthine. *Rev. scient.*, tom. X, pag. 126.

Le Canu. — Cours complet de Pharmacie. Paris, 1842.

Lecoq de Boisbaudran. — Action de l'air à différentes températures sur les cristaux hydratés. *Ann. de Chim. et de Phys.* (4), tom. XVIII, pag. 246.

Lemoine. — Action de la lumière sur l'acide iodhydrique. *Ann. de Chim. et Phys.* (5), tom. XII, 1877.

— Action de la lumière sur le phosphore. *Ann. de Chim. et de Phys.* (4), tom. XXIV, pag. 129, et tom. XXVII, pag. 289.

LEPAGE. — Note sur la transformation du chlorure mercurique en chlor. mercureux. *Journ. de Pharm. et de Chim.* (3), tom. VIII, pag. 61, 1845.

— Conservation de la solution d'hydrogène sulfuré. *Journ. de Pharm.* (4), avril 1867.

LESCOT. — Action de la lumière sur certains médicaments. *Recueil périod. de Méd.*, tom. XI, pag. 34.

LEVOL. — Action de l'air humide et de la lumière sur l'oxyde de plomb. *Ann. de Chim. et de Phys.* (3), tom. XLII, pag. 196.

LIEBIG. — Oxydation du tannin. *Rev. scient.*, juin 1840.

LŒW. — Solution de l'acide sulfureux. *Bull. Soc. Chim.*, tom. XIV, pag. 191.

LŒWEL. — Carbonate de soude. *Ann. de Chim. et de Phys.* (3), tom XXXIII, pag. 337 et 382.

LUBOLDT. — Sur la fermentation du sucre de lait. *Journal of prakt. Chem.*, tom. LXXVII, pag 282.

LUCA (S. de). — Observation sur les composés à base de protoxyde de fer. *Compt. rend.*, 1863.

— Recherches sur la décomposition spontanée de la pyroxyline. *Compt. rend.*, 1864.

MAGNES-LAHENS. — De l'action de la lumière sur l'éther au contact de l'air. *Journ. de Pharm. et de Chim.* (3), tom XXVI, pag. 274, 1854.

MARCHAND (Eug.). — Mesure de la force chimique contenue dans la lumière du soleil. *Ann. de Chim. et de Phys.* (4), tom. XXX, pag. 302.

MARCHAND (L.). — Organisation et nature de l'*Hygrocrocis arsenicus*. *Compt. rend.*, novembre 1878.

— Botanique Cryptogamique, tom. I. Paris, 1883.

MARIGNAC. — Cristaux hydratés. *Compt. rend.*, tom. XLV, pag. 650.

MARPMANN. — Fermentations schizomycétiques. *Pharmac. Journ.*, tom. XIII, pag. 860, 1882.

MATTHIESSEN. — Oxydation à l'air du chlorure d'apomorphine. *Chem. New.*, tom. XIX, pag. 289 et 302.

MAUMENÉ. — Solution de sucre. *Compt. rend.*, tom. XXXIX, pag. 914.

MAYER. — Coloration rouge de l'acide phénique. *Journ. de Pharm. d'Anvers*, 1881.

MAYER. — Die Lehre von den chemischen. Fermenten. Heidelberg, 1882.

Méhu. — Étude sur l'érythrocentaurine et la santonine. *Thèse pour le doct. en méd.* Paris, décembre 1865.

Meier. — Sur le sirop d'iodure de fer. *Pharm. Journ.*, 1877.

Melsens. — Dissociation du bicarbonate d'ammoniaque. *Journ. de Pharm. d'Anvers*, 1882.

Mercein. — Sur le bromure de calcium. *Journ. of Pharm.*, janvier-mars 1872.

Meyke. — Coloration de l'acide phénique. *Pharmac. Zeit. für. Russl.*, tom. XXII, pag. 425, 1883.

Millon et Reiset. — Sur la santonine. *Annuaire de Chim.*, 1848, pag. 307.

Miquel. — Recherches sur les bactéries aériennes. *Bull. de la Soc. franç. d'Hyg.*, 1877.

— Études de microscopie atmosph. *Compt. rend.*, juin 1878.

— Des poussières organisées tenues en suspension dans l'atmosphère. *Compt. rend.*, n° 25, tom. LXXXVI, juin 1878.

— Fermentation de l'asparagine. *Bull. de la Soc. Chim.*, février 1879.

Mohr. — Action de l'air sur les arsénites alcalins. *Ann. der Chem. und Pharm.*, 1856.

— Sur l'altérabilité de l'acide oxalique. *Zeitschr. analyt. Chem.*, tom. III, pag. 8, 1865.

— Sur les solutions alcalines d'arsénites produisant des arséniates. *Traité d'Anal. chim. à l'aide des liq. titrées*, 1875, trad. Forthomme, pag. 342.

Molnar (F.). — Emploi des verres bleus ou jaunes pour les préparations pharmaceutiques. *Gyogysz. Hetilap.*, 1884, d'après *The Chem. and Drugg.*, 1884, pag. 125.

Monoyer. — Des fermentations. *Thèse d'agrég.* Strasbourg, 1862.

Morelot (Simon). — Cours élémentaire de pharmacie chimique, 1803, tom. I, pag. 60.

Morren. — Action de la lumière sur le chlorure d'argent *Journ. de Pharm. et de Chim.* (4), tom. VI, pag. 324, 1867.

— Action de la lumière sur le gaz sulfureux. *Ann. de Phys. et de Chim.* (4), tom. XXI, 1870.

Muck. — Action de l'air sur la solution de sulfate ferreux. *Journ. prakt. Chem.*, tom. XC, pag. 103.

Müller. — Liqueur de Fowler. *Pharmaceut. Zeit.*, 1879.

NAUDIN et MONTHOLON. — Décomposition du cyanure de potassium dans l'acide carbonique, l'air et l'hydrogène pur. *Journ. de Pharm. et de Chim.* (4), tom. XXIV, pag. 306, 1876.

NICKLÈS. — De la fermentation de l'acide tartrique et de ses produits. *Thèse de l'École sup. de Pharm.* Strasbourg, 1846.

ORLOWSKI. — Essence de térébenthine. *Berichte*, 1873, pag. 1257.

PAROLI. — Conservation de l'iodure de fer. *Bull. de Thérap.*, 1866.

PARVESI (C.). — Nouveau procédé pour conserver le protoiodure et le sulfate de fer. *Journ. de Pharm. et de Chim.* (4), tom. III, pag. 49, 1866.

— Sur l'iodure de fer et l'iodure d'ammonium. *Giornale di farmacia di Torino*, 1873.

PASTEUR. — Action de la lumière sur le sulfate de quinine. *Compt. rend.*, tom. XXXVIII, pag. 110.

— Mémoire sur la fermentation appelée lactique. *Compt. rend.*, tom XLV, 1857.

— Fermentation de certains tartrates. *Compt. rend* ,tom. XLVI, pag. 615, 1858 ; tom. LI, pag. 298, et tom. LVI, pag. 416.

— Nouveaux faits pour servir à l'histoire de la levûre lactique. *Compt. rend.*, tom. XLVIII, pag. 337, 1859.

— Expériences relatives aux générations dites spontanées. *Compt. rend.*, tom. L, 1860.

— De l'origine des ferments. *Compt. rend.*, tom. L, 1860.

— Recherches sur le mode de nutrition des Mucédinées. *Compt. rend.*, tom. LI, 1860.

— Nouvelles expériences relatives aux générations dites spontanées. *Compt. rend.*, tom. LI, 1860.

— Note relative au *Penicillium glaucum*. *Compt. rend.*, tom. LI, 1860.

— Expériences et vues nouvelles sur la nature des fermentations. *Compt. rend.*, tom. LII, 1861.

— Animalcules infusoires vivant sans oxygène libre et déterminant des fermentations. *Compt. rend.*, tom. LII, 1861.

— Mémoire sur la fermentation alcoolique. *Ann. de Chim. et de Phys.* (3), tom. LVIII, pag. 323.

— Mémoire sur les générations dites spontanées. *Ann. de Chim. et de Phys.* (3), tom. LXIV, 1862.

PASTEUR.— Mémoire sur la fermentation acétique. *Ann. scient. de l'Ec. norm.*, tom. I, 1864.

— Études sur le vin. Paris, 1866.

— Études sur le vinaigre. Paris, 1868.

— Faits nouveaux pour servir à la connaissance de la théorie des fermentations proprement dites. *Compt. rend.*, tom. LXV, 1872.

— Étude sur la bière. Paris, 1876.

PASTEUR et JOUBERT. — Sur les germes des bactéries en suspension dans l'atmosphère et dans les eaux. *Compt. rend.*, 1877.

PATROUILLARD. — Sur la préparat. de l'acétate de magnésie cristallisé et sur la fermentation de ce sel. *Journ. de Pharm. et de Chim.* (4), tom. XXVI, pag. 479, 1877.

PAYEN. — Les champignons du sucre. *Compt. rend.*, 1856.

— Borax. *Ann. de Chim. et de Phys* , tom. II, pag. 322.

— Action de l'air et de la lumière sur le coton-poudre. *Compt. rend.*, tom. LIX, pag. 145.

— Sur l'iodure de potassium. *Journ. de Pharm. et de Chim.* (4), tom. II, pag. 367, 1665.

— Iodure de potassium et réactions comparées des iodures, bromures et chlorures alcalins. *Ann. de Chim. et de Phys.* (4), tom. VI, pag. 224, 1865.

PELOUZE. — Oxydation du tannin au contact de l'air. *Ann. de Chim. et de Phys.* (2), tom. LIV, pag. 337, 1833.

PELOUZE et GELIS. — Fermentation butyrique. *Ann. de Chim. et de Phys.*, tom. X, pag. 434, 1844.

— Fermentation lactique. *Ann. de Chim. et de Phys.*. tom. X, 1844.

PEREIRA (J.). — On the microscopic vegetations developed in pharmaceutical liquids. *Pharmaceut. Journ.*, tom. VII, pag. 337, 370 et 426, 1848.

PERSCHNE.— Sur la liqueur de Fowler. *Pharmaceut. Zeit. Russl* , 1881.

PERSONNE. — Altération du chloroforme. *Compt. rend.* et *Thèse pour le doctorat.* Paris, 1875.

PETIT (A.) Solution d'acide cyanhydrique. *Bull. de Thérap. méd. et chirurg.*, 1873.

POITEVIN. — De l'action chimique de la lumière sur les substances organiques. *Ann de Chim. et de Phys.*(3), tom. LXII, pag. 192.

POUCHET. — Étude sur les corpuscules en suspension dans l'air. *Compt. rend.*, tom. L, pag, 532, 1860.

POUCHET. — Aéroscopie. Les corpuscules et les miasmes de l'air. Rouen, 1870.

RAOULT. — Transformation en glucose du sucre de canne dissous, sous l'influence de la lumière. *Ann. de Chim. et de Phys.* (4), tom. XXIII, pag. 299, 1871.

REESS (Max). — Botanischen Untersuchungen über die Alkoolgährungspilze. Liepzig, 1870.

REGNAULD (J.). — Recherches sur la production de l'oxychlorure de carbone dans le chloroforme. *Journ. de Pharm. et de Chim.*, tom. V, pag. 504, 1882.

REINSCH.—Action des poussières sur les tannates. *Zeitschr. für Chem.*, tom. II, pag. 30.

RICHE. — Transformation de l'hypochlorite en chlorite, *Journ. de Pharm.* (4), tom. VI, pag. 354.

— Réduction du chlorure d'argent par la lumière, *Journ. de Pharm. et de Chim.* (4), tom. XXIX, pag. 392, 1879.

RIETZEL. — Sulfate ferreux. *Pharmac. Centralhalle*, 1882, pag, 130.

ROBIN (Ch.). — Des fermentations. *Thèse d'agrég.*, 1847.

ROBIQUET. — Transformation du tannin. *Ann. de Chim. et de Phys.*, (2), tom. LXIV, pag. 385, 1837.

— Recherches sur la fermentation gallique. *Journ. de Pharm. et de Chim.* (3), tom. XXII, pag. 129 ; tom. XXIII, pag. 241, et tom. XXVI, pag. 31, 1852-54.

ROUSSIEN.— De l'iodure de plomb photographique. *Ann. de Chim. et de Phys.* (3), tom. XLVII, pag. 154.

ROUSSIN.— Action de la lumière sur le nitro-prussiate de soude. *Journ. de Pharm. et de Chim.* (3), tom. XLIV, pag. 480, 1863.

ROYER. — Note sur un organisme qui se développe dans les solutions de biphosphate de chaux. *Journ. de Pharm. et de Chim.* (5), tom. VIII, pag. 119, 1883.

RUMP. — Sur la pureté du chloroforme. *Archiv. der Pharm.*, oct. 1874, pag. 313.

SAINT-PIERRE.—De la fermentation et de la putréfaction. *Thèse d'agrég. de Montpellier*, 1860.

— Sur la formation de l'acide trithionique par la réduction spontanée du bisulfite de potasse. *Journ. de Pharm. et de Chim.* (4), tom. III, pag. 280, 1866.

SAINT-PIERRE. — Sur la décomposition spontanée de divers bisulfites. *Journ. de Pharm. et de Chim.* (4), tom. XV, pag. 211, 1872.

SAUSSURE (Th. de). — Observations sur quelques substances huileuses. *Ann. de Chim. et de Phys.*, tom. XIII, pag. 259 et 357.

SCHEIBLER. — Action de la lumière sur le sucre interverti. *Polyletchn. Journ.*, tom. CLXIX, pag. 379, 1863.

SHIFF. — Préparation au soleil de la paraconicine. *Ann. de Chim. et de Phys.*, janvier 1873.

SCHŒNAUER. — Corps ferrugineux de l'air. *Bull. mens. de l'Obs. de Montsouris*, 1876, tom. V, pag. 11.

SCHÖNBEIN. — Sur l'iodure de potassium. *Journ. für prakt. Chem.*, tom. XXXIV, pag. 42, 1845.

— Essence de térébenthine. *Journ. für prakt. Chem.*, tom. LXXX, pag. 257 ; tom. XCIX, pag. 11 ; tom. C, pag. 469, et tom. CII, pag. 145.

SHORAS. — Décoloration des solutions de tartrate ferreux. *Deutsch. chem. Gesellsch.*, tom. III, pag. 11.

SCHRŒTTER. — Modifications du phosphore. *Journ. de Pharm.* (3), tom. XIX, pag. 316.

SCHULZ. — Propriétés antiseptiques de l'acide citrique. *Deutsch. med. Wochenschr.*, 1884.

SCHUTZENBERGER. — Les fermentations. Paris, 1875.

SEEKAMP. — Décomposition des acides succinique et pyrotartrique sous l'influence des rayons solaires. *Ann. der Chem. und Pharm.*, tom. CXXXIII, pag. 253, 1865.

— Acide succinique et succinate d'urane. *Ann. der Chem. und Pharm.*, tom. CXXXIII, pag. 256, 1865.

SESTINI. — Santonine. *Bull. de la Soc. Chim.*, tom, II, pag. 21 ; tom. III, pag. 271, et tom. V, pag. 202.

SEYNES (De). — Expériences physiologiques sur le *Penicillum glaucum*. *Soc. philom.*, avril 1870.

SOBRERO. — Essence de térébenthine humide et Lumière. *Compt. rend.*, tom. XXXIII, pag. 66.

SOUBEIRAN (E.). — Note sur la fermentation des sucres. *Journ. de Pharm. et de Chim.* (3), tom. IV, pag. 347, 1843.

SOUBEIRAN ET REGNAULD. — Traité de Pharmacie, 8e édit. Paris, 1875.

STRECKER.—Transformation du tannin. *Quart. Journ. of the chem Soc.*, tom. V, pag. 102, 1852.

SUTHON.— Sur le valérianate de fer. *Journ. de Chim. médic.*, 1866.

TALBOT. — Influence des composés organiques dans les réactions photochimiques. *Philos. Mag.*, tom. XIV, pag. 196.

TANRET. — Sur l'ergotinine. *Compt. rend.*, tom. LXXXI, pag. 896.

THÉNARD. — Traité de Chimie.

TISSANDIER. — Les poussières de l'air. Paris, 1877.

TOMMASI (D.). — Réduction du chlorure d'argent. *Compt. rend. de l'Institut Lombard*, 1878.

TROOST et HAUTEFEUILLE.— Phosphore. *Compt. rend.*, tom. LXXVII, pag. 76.

TSCHIRNER (Max).— Sur le sirop d'iodure de fer. *Journ. de Pharm. et de Chim.* (4), tom. XXIII, pag. 71, 1876.

TURPIN.— Mémoire sur la fermentation alcoolique et acéteuse. *Mém. de l'Acad. des Scienc.*, 1828.

ULOTH.— Tentative d'utilisation de la lumière dans un procédé de préparation du calomel. *Year. Book of Pharm.*, 1871, pag. 185.

VAN TIEGHEM (Ph.).— Physiologie des Mucédinées. *Ann. des Sc. nat.* (5), tom. VIII, pag., 210, 1868.

— Fermentation butyrique. *Compt. rend.*, tom. LXXXVIII, pag. 205, et tom. LXXXIX, pag. 5.

— La vie dans l'huile. *Bull. de la Soc. bot. de France*, tom. XXVII, pag. 353, 1880, et tom. XXVIII, pag. 70 et 137, 1881.

VAUQUELIN.—Solution d'acide cyanhydrique. *Journ. de Pharm.*, tom. IX, pag. 496.

VIDEAU.— De l'action de la lumière solaire sur l'iodure de potassium. *Journ. de Pharm. et de Chim.* (4), tom. XX, pag. 349, 1874.

VOGEL (A.).—De l'action de la lumière solaire sur les corps simples et sur quelques composés chimiques. *Acad. des Sc. Rec. des Sav. étr.*, 1815.

— De l'action des rayons solaires sur le nitrate d'argent dissous dans l'eau ordinaire. *Journ. de Pharm.*, tom. XV, pag. 124, 1829.

VOGEL (H.).— Chlorure d'argent. *Bull. de la Soc. Chim.*, tom. I, pag. 471, 1869.

VOGEL. — Bromure d'argent et matières organiques. *Bull. de la Soc. Chim.*, tom. XXI, n° 5, 1874.

— Photographie et chimie de la lumière. Paris, 1876.

— Action chimique de la lumière. *Ber. der deutsch. chem. Geselssch.*, tom. X, pag. 1638, 1877.

— Die chemischen Wirkungen des Lichts und die Photographie in ihrer Amvendung in kunst. Wissenschaft und Industrie. *Bibliothek internationale Wissenschaftliche*, Bd. 5. Leipzig, Brockhaun, 1884.

VOGEL et KIRMAYER. — Sur la décomposition spontanée du prussiate rouge en dissolution aqueuse. *Neues Repert. für Pharm.*, tom. XI, pag. 356, 1863.

WEBER. — Sur le tannate de zinc. *Zeit. für Chem.*, tom. II, pag. 96.

WELBORN. — Conservation du sulfate ferreux. *Pharm. Journ.*, mai 1868.

WEPPEN et KOLB. — Essence de térébenthine. *Ann. der Chem. und Pharm.*, tom. XLI, pag. 294.

WEPPEN. — Sur la conservation du chloroforme. *Archiv. der Pharm.*, tom. CXLVI, pag. 145, 1864.

WERTHEIM. — Sur la conicine. *Journ. für prakt. Chem.*, 1862, tom. LXXXVI.

WIEDEMANN. — Sur l'efflorescence. *Poggend. Annal.* Jubelband, 1874.

WITTSTEIN. — Sur l'altérabilité de l'acide oxalique. *Zeitschr. analyt. Chem.*, tom. I, pag. 497, 1865.

— Décoloration des solutions de tartrate ferrique. *Répert.*, tom. LXXXVI, pag. 362, et tom. XCII, pag. 2.

WITTVER. — Eau chlorée. *Pogg. Ann.*, tom. XCIX, pag. 597.

WOEHLER. — Sur un moyen de conserver l'émétique en dissolution. *Ann. der. Chem. und Pharm.*, tom. XCVI, pag. 128.

WRIGTH. — Essence de térébenthine. *Journ. of the chem. Soc.*, 1873, tom. II.

WÜRTZ. — Dictionnaire de Chimie.

YVON. — Sur le chloroforme anesthésique. *Journ. de Pharm. et de Chim.* (5), tom. V, pag. 225, 1882.

ZAUTEDESCHI E BORLETTINO. — Santonine. *Wien. Acad. Bericht.*, juillet 1856.

TABLE DES MATIÈRES

A LA MÊME LIBRAIRIE

Manuel d'Histoire naturelle médicale *(Botanique, Zoologie)*, par J.-L. de Lanessan, professeur agrégé d'histoire naturelle à la Faculté de médecine de Paris. 3 vol. in-18 jésus, formant 2300 pages et contenant 1700 figures dans le texte. 26 francs.

Traité de Zoologie, Protozoaires, par J.-L. de Lanessan. 1 beau vol. grand in-8 de 350 pages avec table alphabétique et 300 figures dans le texte. 10 francs.

Le traité de Zoologie paraît par volumes ou parties de 300 à 400 pages ornées de très nombreuses figures, contenant chacune l'histoire complète d'un ou plusieurs groupes d'animaux et terminées par une table analytique.

1re partie. Les protozoaires.

2e partie. Les Œufs et les Spermatozoïdes des Métazoaires. Les Cœlentérés.

3e, 4e et 5e parties. Les Vers et les Mollusques.

6e et 7e parties. Les Arthropodes.

8e, 9e et 10e parties. Les Proto-Vertébrés et les Vertébrés.

Histoire des drogues d'origine végétale, par MM. Flückiger, professeur à l'Université de Strasbourg, et Hanbury, membre de la Société linnéenne de Londres. Traduit de l'anglais, augmenté de très nombreuses notes, par J.-L. de Lanessan. 2 vol. in-8 d'environ 700 pages chacun, avec 350 figures dans le texte, dessinées pour cette traduction. 25 francs.

Manuel de Zootomie, guide pratique pour la dissection des animaux vertébrés et invertébrés, à l'usage des étudiants en médecine, des Ecoles vétérinaires, et des élèves qui préparent la licence ès sciences naturelles, par August Mojsisovics Elden Von Mojsvar, Privat Docent de zoologie et d'anatomie comparée à l'Université de Grætz, traduit de l'allemand et annoté par J.-L. de Lanessan. 1 vol. in-8 de 400 pag. avec 128 figures dans le texte. 9 francs.

Le Transformisme, évolution de la matière et des êtres vivants, par J.-L. de Lanessan. 1 fort vol. in-18 jésus de 600 pag. avec figures dans le texte. 6 fr.

Du protoplasma végétal, par J.-L. de Lanessan. In-8 de 150 pages. 4 fr.

La lutte pour l'existence et l'association pour la lutte, par J.-L. de Lanessan. 1 vol. in-18. 1 fr. 50

Revue internationale des sciences biologiques, paraissant le 15 de chaque mois, depuis le 1er janvier 1878, par cahier de 100 pages, grand in-8 avec figures, dirigée par J.-L. de Lanessan avec le concours des principaux savants de la France et de l'étranger. Un an, Paris, 20 francs; Départements, 22 francs; Etranger, 25 francs. Prix du numéro : 2 francs.

Flore générale des Champignons, par Otto Wunsche, professeur au Gymnasium de Zwichau, traduit par J.-L. de Lanessan. Edition française revue par l'auteur. 1 vol. in-12 de 550 pages avec figures. 8 francs.

Botanique cryptogamique, par Léon Marchand, professeur de botanique cryptogamique à l'Ecole supérieure de pharmacie de Paris. Tom. 1er : *Introduction à l'Etude des Cryptogames.— Les Ferments et les Fermentations.* 1 beau volume in-8 de 500 pages avec 125 figures dans le texte et 1 planche hors texte. Prix : 12 francs

Le tom II, qui traitera des Champignons, des Algues, des Mousses et des Lichens, est sous presse.

Nouveaux Éléments de Botanique pour les candidats au baccalauréat ès sciences et au baccalauréat de l'enseignement secondaire spécial et les élèves en médecine et en pharmacie, contenant l'Organographie, l'Anatomie, la Morphologie, la Physiologie, la *Botanique rurale* (Phanérogames et Cryptogames) et des notions de géographie botanique et de botanique fossile, par L. Crié, docteur ès sciences, pharmacien de 1re classe, professeur à la Faculté des sciences de Rennes. 1 fort vol. in-18 de 1160 pag., avec 1325 fig. dans le texte. 10 fr.

Cours de Botanique (Organographie, Familles naturelles) à l'usage des Ecoles d'agriculture et forestières et des Ecoles normales primaires, par L. Crié, 1 beau vol. in-18 cartonné, de 500 pages, avec 833 fig. dans le texte. Prix : 4 fr. 50

Anatomie et Physiologie végétales (Cours rédigé conformément aux programmes prescrits par l'arrêté du 2 août 1880), pour la classe de philosophie et les candidats au baccalauréat ès lettres, par L. Crié. 1 volume in-18 cartonné, de 250 pag. avec 230 figures dans le texte. Prix : 3 francs.

Montpellier. — Typogr. Boehm et Fils.

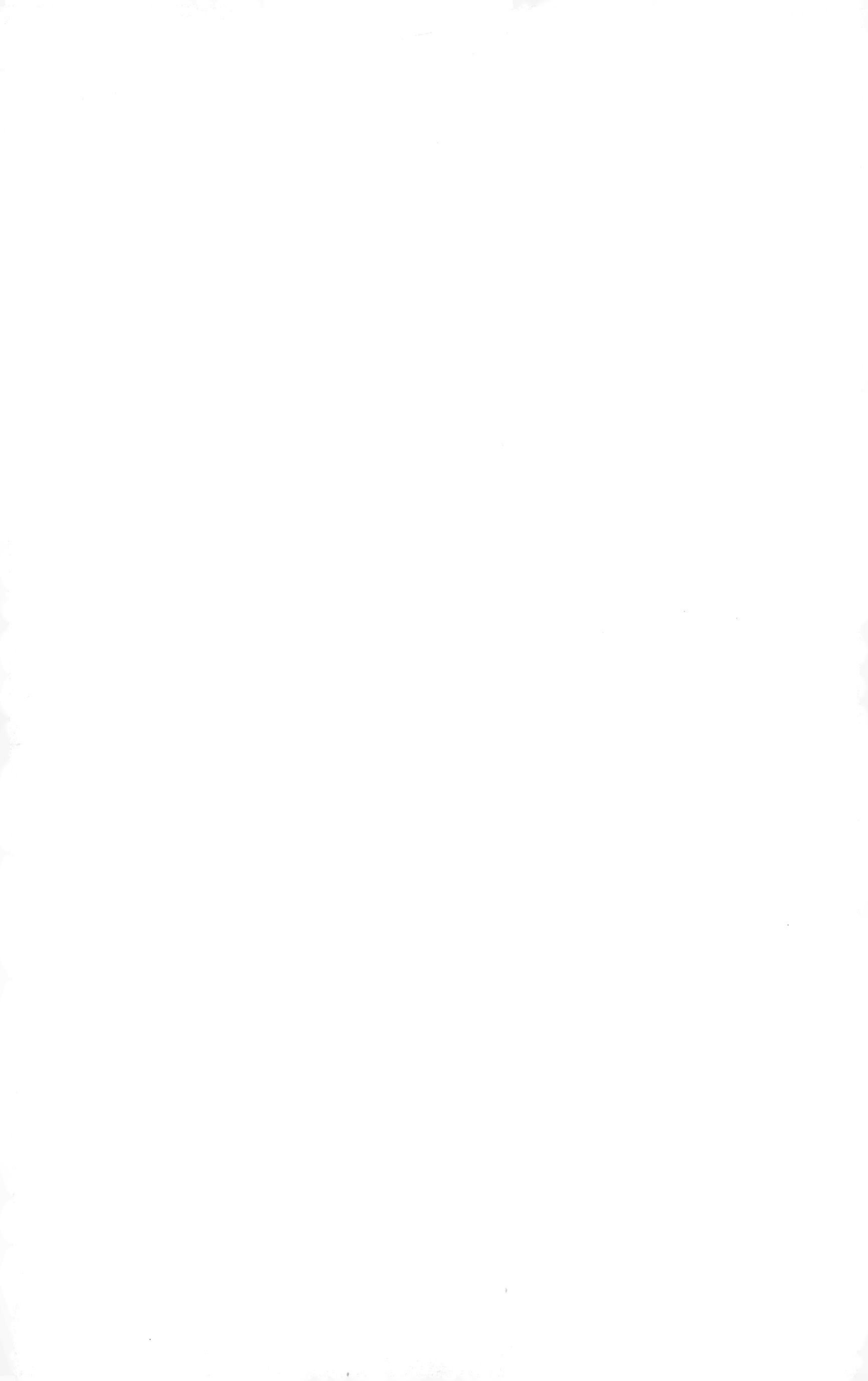